GUIDE DE L'ALIMENTATION DU DIABETIQUE

M.-G. Fusi - M.-T. Bandera

GUIDE DE L'ALIMENTATION DU DIABETIQUE

ÉDITIONS DE VECCHI S.A.
52, rue Montmartre
75002 PARIS

Malgré l'attention portée à la rédaction de cet ouvrage, l'auteur ou son éditeur ne peuvent assumer une quelconque responsabilité du fait des informations proposées (formules, recettes, techniques, etc.) dans le texte. Il est conseillé, selon les problèmes spécifiques – et souvent uniques – de chaque lecteur, de prendre l'avis de personnes qualifiées pour obtenir les renseignements les plus complets, les plus précis et les plus actuels possible.

Traduction de Evelyne Dengler-Mahé et adaptation de Marie-Françoise Arden, diététicienne

Imprimé en Italie

Introduction

Maladie sociale, problème de santé publique : ce sont des étiquettes fréquemment attribuées par les médias au diabète sucré.

Cela n'est pas surprenant si l'on considère que pratiquement 2 % de la population française, dont 150 000 patients traités à l'insuline, sont affectés par cette maladie métabolique très ancienne puisqu'on en parle déjà dans l'Antiquité.

Le diabète, frappant particulièrement les sociétés plus évoluées, a été souvent défini comme « maladie du bien-être », cette dénomination se référant au rôle joué par une ingestion exagérée de calories dans l'apparition du diabète.

Il convient toutefois de noter que, malgré l'intérêt grandissant accordé au diabète, la plus grande partie du public ignore les caractéristiques fondamentales de cette maladie et surtout les progrès notables qui ont été faits ces dernières années, tant au niveau du diagnostic que du traitement. On note ainsi une amélioration certaine de la qualité et de l'espérance de vie des diabétiques.

Dans ce recueil, nous nous sommes tout d'abord employés à décrire les principales caractéristiques cliniques de cette pathologie, ainsi que les instruments thérapeutiques actuellement à la disposition du médecin. Nous avons ensuite accordé une attention toute particulière au régime, dans la mesure où celui-ci constitue un support fondamental pour un

contrôle optimal du glucose dans les deux formes principales de diabète.
Vous trouverez une brève introduction dédiée à la présentation des caractéristiques diététiques et du contenu calorique des principaux aliments, afin que vous puissiez interpréter correctement les diverses propositions de régime contenues dans ce texte.
Nous avons volontairement conféré à ce guide un caractère essentiellement pratique et espérons qu'il constituera une aide précieuse pour le diabétique dans son effort d'organiser son alimentation sur une base saine et rationnelle.

PREMIERE PARTIE

LE DIABETE

Qu'est-ce que le diabète ?

• Le diabète était déjà connu dans l'Antiquité, et même 1 500 ans av. J.-C.
• En 1921, Banting et Best découvrent l'insuline, ce qui constitue une nouvelle ère dans l'histoire de cette maladie.
• Comment devient-on diabétique ? Une question qui n'a trouvé aucune réponse satisfaisante jusqu'à présent.
• Nous connaissons deux formes de diabète.

HISTOIRE DU DIABETE

Dans son évolution, l'histoire de cette maladie et des moyens d'y remédier est caractérisée par le développement parallèle de la capacité d'observation de l'homme et de son insatiable curiosité.
En fait, la découverte du premier « remède » à ce mal qui se manifeste par une grande quantité d'émission d'urine, un sentiment aigu de faim et de soif et un malaise général, remonte à 1872 : G. Ebers trouve alors à Louxor un papyrus daté de 1550 av. J.-C. Dans l'Antiquité, le diabète était déjà

connu des médecins indiens, qui le dénommaient dans leurs textes « urines de miel ».

Dès le début, l'attention des observateurs s'est focalisée sur l'émission surabondante d'urine (le mot diabète est dérivé du grec *diabêtês* signifiant « qui traverse ») et sur leur saveur douceâtre (« diabète sucré » du latin *mellitus*, c'est-à-dire « doux »). Cependant, ils ne savaient ni interpréter ce symptôme ni le mettre en relation avec une lésion organique.

C'est en tout cas dans ce sens que s'expriment Hippocrate et Aristote. Antée de Cappadoce, qui vécut au cours du Ier siècle ap. J.-C., parle en revanche d'une maladie qui « s'attaque principalement aux reins et à la vessie » : étant donné la symptomatologie, il soupçonnait donc un dysfonctionnement de l'appareil urinaire.

Galien, grand médecin de l'Antiquité, impute lui aussi aux reins la responsabilité de cette élimination exagérée et trop rapide, à travers les urines, des aliments liquides, sans pouvoir toutefois cerner la raison de ce mauvais fonctionnement.

Avicenne pour sa part, médecin et philosophe arabe, attribue l'origine de la maladie au foie et aux « mauvaises humeurs » contenues dans ce dernier, les reins étant ensuite selon lui chargés d'éliminer ces humeurs.

Ce n'est que beaucoup plus tard que la somme d'observations et d'expériences successives aboutissent à un résultat vérifié : la présence certaine de sucre dans les urines est relevée au cours du XVIIe siècle par un médecin anglais, Thomas Willis, qui n'est cependant pas encore apte à l'interpréter correctement.

Au XIXe siècle, on voit s'approcher l'époque expérimentale, avec Claude Bernard et Paul Langerhans. Les méthodes empiriques un peu approximatives sont abandonnées peu à peu au profit de données provenant d'études chimiques et phy-

siologiques à caractère résolument moderne. C. Bernard découvre la fonction du foie, en tant qu'organe susceptible d'accumuler les sucres, pour les libérer quand besoin est. Quant à P. Langerhans, il étudie l'anatomie du pancréas et est le premier à découvrir les fameux îlots qui ont gardé son nom, sans pouvoir cependant en déterminer la fonction (en fait, le lieu de « fabrication » de l'insuline).
Ayant observé que l'ablation du pancréas provoquait, chez les chiens opérés, les mêmes symptômes que ceux rencontrés chez certains diabétiques, Minkowski et Von Mering en viennent à établir une relation entre cet organe et le diabète.
E. Lancereau, pour sa part, établit déjà une distinction approximative entre un diabète « maigre » et un diabète « gras ».
Le pas en avant décisif est accompli grâce aux études du chercheur roumain Paulesco et de deux Canadiens, Banting et Best, qui réussissent en 1921 à isoler l'hormone insuline : c'est ainsi que commence une nouvelle ère dans l'histoire de cette maladie, une ère dans laquelle les diabétiques qui savaient se battre en vain peuvent enfin recommencer à espérer. L'insuline entre alors dans la pratique thérapeutique comme c'est le cas encore aujourd'hui, même si la technologie de fabrication des insulines a beaucoup évolué.
A l'insuline viennent ensuite s'ajouter, après la Deuxième Guerre mondiale, les hypoglycémiants oraux, aboutissement des recherches de Jambon et de Loubatière. Ces médicaments concernent le traitement du plus grand nombre de diabétiques.

D'OU VIENT LE DIABETE ?

Telle est la question à laquelle le diabétologue est sans doute le plus fréquemment confronté et à laquelle, malheureusement, il ne peut donner de réponse vraiment satisfaisante. Des réflexions du genre : « Docteur, j'ai mangé trop de gâteaux, c'est sans doute pour cela que je souffre du diabète », et autres affirmations de ce type, montrent à quel point le public est mal informé sur les raisons qui provoquent l'apparition de cette maladie.

En réalité, personne ne connaît véritablement la ou les causes du diabète.

De nos jours, nous sommes, il est vrai, en mesure d'identifier des situations favorables à l'instauration d'un état d'hyperglycémie. Certains facteurs concordent en outre pour mettre en évidence tout un ensemble de symptômes concomitants, mais il n'existe pas d'explication véritablement satisfaisante à ce phénomène. Pour cette raison, le diabétologue ne peut promettre à son patient de le guérir, mais, tout au moins, d'atteindre une bonne qualité de vie.

Il importe de définir clairement la signification du mot « diabétique » : bien souvent, « on sait sans vraiment savoir » et on confond les termes employés.

Le *diabète sucré*, au sens strict du terme, ne peut pas être considéré comme une simple maladie avec une histoire et des caractéristiques bien définies. L'accumulation d'informations dans ce domaine contribue bien souvent à augmenter la confusion, dans la mesure où les nouveautés, loin de s'intégrer harmonieusement à un système cohérent, se limitent souvent à coexister, quand elles ne se contredisent pas.

Il est donc préférable de considérer le diabète comme une condition clinique caractérisée par un seul facteur constant : l'existence de l'*hyperglycémie*, qui équivaut à une augmentation du glucose dans le sang. Le glucose est le « sucre » de l'organisme. En effet, après leur ingestion, tous les « sucres » appelés techniquement glucides (l'amidon, le fructose, le saccharose, etc.) aboutissent en glucose dans le sang.

Le diabétologue parle du diabète comme d'un *syndrome*, c'est-à-dire tout un ensemble de symptômes.
Ainsi, on est amené à distinguer deux groupes principaux de diabétiques, lesquels présentent tous le symptôme commun d'hyperglycémie. Nous reviendrons sur ce sujet dans le chapitre suivant concernant les différents types de diabète.
L'état d'hyperglycémie est, pour certains, accompagné d'une déficience du pancréas, l'organe chargé de produire l'insuline. Cette hormone, qui joue le rôle important d'abaisser le niveau dans le sang du glucose, est en effet synthétisée par certaines cellules pancréatiques surnommées « cellules bêta », elles-mêmes contenues dans les îlots de Langerhans. Il semble donc exister une relation évidente entre ces différents phénomènes. Chez une partie des diabétiques, on peut constater un déficit presque total de production d'insuline, lié à une lésion de ces cellules pancréatiques, ce qui est facile à mettre à évidence.
Cependant, d'autres diabétiques présentent des taux d'insuline on ne peut plus normaux et même parfois plus élevés qu'à la normale. Quel est donc le facteur qui provoque une augmentation du taux de glycémie ?
En fait, l'insuline abaisse le taux de glucose dans le sang en activant son utilisation dans l'organisme, au niveau de tous les tissus, le glucose étant le « carburant » de choix de l'organisme. A cet endroit, la molécule de glucose entre dans les cellules et est utilisée comme source énergétique (cœur, cerveau, reins, peau, muscles, etc.).
Alors, s'il y a de l'insuline dans le corps et qu'elle accomplit correctement sa fonction, et s'il existe aussi la molécule de glucose qui doit pénétrer dans la cellule, où réside donc le problème ? Il est probable que l'on est alors confronté à un mauvais fonctionnement d'une petite structure nommée « récepteur » : située sur la superficie des cellules, cette structure est chargée de recevoir l'insuline et de lui permet-

tre d'accomplir sa fonction, en faisant entrer le glucose dans la cellule. Si ces récepteurs ne fonctionnent pas de manière adéquate ou s'ils ne sont pas assez nombreux, le glucose ne peut être absorbé par la cellule et reste dans le sang à un taux trop élevé. En ce qui concerne ce type de diabétique, on pense donc que le diabète est provoqué par une utilisation insuffisante du glucose par les cellules : puisque le corps, en revanche, produit de l'insuline, on parle d'*insulino-résistance*.

Mais quels sont les facteurs qui provoquent à leur tour ces deux types de situations ?

Dans le cas des diabétiques souffrant d'un déficit de production d'insuline, plusieurs raisons possibles ont été évoquées.

On a tout d'abord relevé une lésion des îlots de Langerhans : ces derniers semblent souffrir d'une sorte d'inflammation aiguë qui les détruit peu à peu. Au cours de ces dernières années, de nombreux spécialistes ont relevé, dans le sang de ces diabétiques, la présence d'*anticorps* dont l'action est dirigée contre les cellules des îlots. Cette agression anormale, puisque dirigée contre les propres structures organiques, assimile cette sorte de diabète aux maladies dites *auto-immunes*. Celles-ci se caractérisent par une incapacité des anticorps à reconnaître l'organisme dans lequel ils se trouvent. Notons un fait intéressant : dans l'autre groupe de patients, ayant un taux de glycémie élevé mais une production normale d'insuline, on ne retrouve pas trace de ces anticorps programmés contre les îlots de Langerhans.

Il semble en outre que ces diabétiques possèdent une structure génétique particulière, qui les rend plus disponibles et plus sensibles à l'action de ces anticorps. En faisant appel à la génétique, on introduit un nouveau facteur important dans la pathologie du diabète : l'*hérédité*. Il arrive en effet fréquemment que le patient demande si le diabète est héréditaire. Encore de nos jours, il n'est pas possible d'en donner la preuve et, dans l'éventualité où il le serait, de préciser le mode de transmission.

On sait que les enfants de parents diabétiques ne sont absolument pas destinés à hériter de cette maladie. En ce qui concerne les diabétiques démontrant une carence au niveau de la production d'insuline, on ne peut donner aucune preuve relative au mode de transmission, quand des proches sont également atteints de diabète. Par contre, dans le cas du diabète caractérisé par une utilisation insuffisante du glucose dans les cellules, il est fréquent de noter l'existence de consanguins diabétiques.

Il semblerait donc que les patients diabétiques aient hérité d'une prédisposition à la maladie que des facteurs externes peuvent ensuite amener à se manifester de manière apparente.

Les états de stress, les traitements prolongés à la cortisone, par exemple, sont tous des facteurs externes possibles pouvant être à l'origine de la maladie.

Dans le groupe des diabétiques manifestant une carence d'insuline, il semble que les *virus* peuvent jouer un rôle important dans le déclenchement du processus aboutissant à l'agression des anticorps et à la lésion des îlots pancréatiques.

On soupçonne les *coxakie virus*, en particulier, d'intervenir comme agents nocifs aigus dont la présence provoque une réaction anormale du système immunitaire des sujets génétiquement prédisposés dans ce sens. Il en résulte un processus, d'auto-agression des îlots pancréatiques de Langerhans, qui débouche sur une carence d'insuline.

Le caractère saisonnier de l'apparition du diabète chez ces sujets, ainsi que le fait qu'il se traduise dès le début sous une forme aiguë, peut faire penser au déclenchement d'une poussée par certains virus.

N'EXISTE-T-IL QU'UN SEUL DIABETE ?

En résumé, on peut établir qu'il existe deux types de diabète n'ayant qu'un symptôme en commun, à savoir une augmentation anormale du taux de glycémie.
Il s'agit d'une part des diabétiques dépourvus d'insuline, soignés par l'insulinothérapie (*1er type*), et d'autre part de ceux qui ne dépendent pas d'injection d'insuline (*2e type*). Les caractéristiques cliniques de ces deux groupes seront présentées plus en détail dans le chapitre suivant.

Types de diabète

• Le diabète du 1er type débute parfois très jeune : il est caractérisé par un manque d'insuline et son traitement est donc basé sur l'administration de cette hormone.
• Le diabète du 2e type affecte surtout les personnes de plus de cinquante ans et qui ont un excès de poids plus ou moins important. Les hypoglycémiants oraux font partie du traitement de ces cas mais, bien souvent, la réduction de poids, et donc un régime, suffirait.

DIABETE DU 1er TYPE (insulino-dépendant)

Nous avons déjà exposé les causes possibles de l'apparition de cette forme de diabète. Il ne s'agit pas de certitudes mais de probabilités. Il semble bien pourtant que le fil conducteur passe par une lésion du système immunitaire, qu'il soit programmé génétiquement ou activé par un agent nocif externe de nature virale. Ce dernier amorcerait un mécanisme destructeur, en provoquant la non-reconnaissance de la part des anticorps d'une structure amie jusque-là, à savoir les

cellules bêta. Les cellules, malades de manière irréversible, ne produisent plus d'insuline, d'où l'apparition du diabète.
Ce diabète se déclare en général avant trente ans. Il se caractérise par un amaigrissement, de la fatigue, et provoque une soif intense, une faim dévorante, des envies d'uriner fréquentes, une brusque perte de poids, une sécheresse prononcée de la gorge, une grande fatigue et un état général affaibli, avec des sensations de malaise et de souffrance.
A cet état classique correspond un brusque bouleversement des valeurs ressortant des examens de laboratoire. Le taux de glycémie est nettement augmenté ; il existe parfois une glycosurie, c'est-à-dire une présence de sucre dans les urines. Bien souvent, on trouve dans les urines des traces d'acétone, qui témoignent de l'utilisation des graisses de l'organisme.
Le diagnostic n'est pas difficile à formuler, tant au point de vue du tableau clinique général que des résultats des analyses.
Il n'existe en général qu'un seul traitement : l'insuline, associée à une alimentation adéquate. La nécessité impérieuse d'intervenir à l'aide d'un traitement à l'insuline découle de ce que nous avons décrit jusqu'à présent : le pancréas ne produisant plus d'insuline, l'unique possibilité consiste à lui administrer au plus vite un substitut de cette hormone.
Ce type de diabète est défini comme diabète dépendant de l'injection d'insuline, ou insulinoprivé, ou encore, selon une terminologie pratique mais plus imprécise, comme *diabète juvénile* ou du *1er type*.

DIABETE DU 2e TYPE (non insulino-dépendant)

Ce type de diabète est plus fréquent que le précédent et complètement différent de celui des diabétiques dépendant des injections d'insuline.

PRINCIPALES CARACTERISTIQUES DES DIABETES DU 1er ET DU 2e TYPE

	Diabète du 1er type (insulino-dépendant)	*Diabète du 2e type (non insulino-dépendant)*
Sécrétion d'insuline	absente	maintenue
Mode d'apparition	aigu	sourd
Poussées saisonnières	OUI	NON
Présence d'auto-anti-corps anti-îlots	OUI	NON
Age d'apparition	avant 30 ans	après 30 ans
Excès de poids	NON	OUI
Fréquence sur 100 patients	20 %	80 %
Tendance au coma	OUI	NON
Acétone dans les urines dès le début	OUI	NON
Complications les plus fréquentes	microangiopathie	macroangiopathie
Thérapie	insuline	hypoglycémiants
Contrôle des glycémies	contrôle quotidien	contrôle régulier

La capacité normale de production d'insuline, associée à une utilisation anormale de l'hormone par l'organisme permet une distinction claire. Comme nous l'avons déjà évoqué, le mode d'apparition de ce diabète est très différent de l'autre.

La découverte de ce diabète se fait par hasard, lors d'un contrôle systématique. Le diabétique, lui, ne ressent bien souvent aucun malaise qui puisse faire penser au diabète.

Les taux de glycémie dans le sang sont généralement légèrement au-dessus de la normale aux alentours de 1,10 g à 1,20 g environ.

La glycosurie peut être absente et les examens sont alors souvent demandés par pur scrupule de la part du médecin traitant, souvent parce que certains proches du malade sont eux-mêmes atteints de diabète.

Dans ce cas, l'excès de poids est pratiquement toujours présent. Il est très important de contrôler les taux de glycémie à long terme (voir le chapitre sur les complications du diabète), mais il est plus difficile de se motiver pour se soigner puisque l'on ne ressent aucun symptôme particulier, du moins au début.

La thérapeutique de base de ces diabétiques est claire : observer un régime et perdre des kilos, même si le surpoids est faible. De cette façon, on pourra même souvent éviter de prendre des médicaments hypoglycémiants.

On ne pourra pas parler proprement de guérison et, même si les glycémies se normalisent, elles devront toujours être surveillées.

Dans le tableau de la page 19 sont présentées les caractéristiques principales des diabètes du 1er et du 2e type.

Complications du diabète

• Macroangiopathie diabétique : affection des gros vaisseaux artériels.
• Microangiopathie diabétique : affection des vaisseaux plus fins, c'est-à-dire des capillaires.
• Névropathie diabétique : affection du système nerveux, périphérique et autonome.

PREAMBULE

Le problème des complications du diabète constitue vraisemblablement de nos jours un point très préoccupant. En effet, les traitements par l'insuline et des hypoglycémiants oraux peuvent donner aux diabétiques une espérance de vie similaire au reste de la population.
Le problème actuel est de permettre la meilleure qualité de vie possible. On sait que le diabète, surtout s'il est mal équilibré, peut donner lieu à des complications tardives, souvent liées à la date d'apparition et donc à la durée de la maladie. Nous nous baserons sur les connaissances actuelles et sur les données statistiques et épidémiologiques pour exposer les problèmes liés aux complications.

On peut constater, chez le diabétique, une tendance aux complications vasculaires et neurologiques dont la fréquence croît parallèlement à la durée de la maladie et à la mauvaise qualité du contrôle métabolique. Sans vouloir faire surgir des craintes injustifiées, il convient toutefois de souligner le caractère fréquent et préoccupant de telles complications : pour le moment, la seule prévention efficace consiste à normaliser le plus possible le taux de glucose contenu dans le sang.

MACROANGIOPATHIE DIABETIQUE (ARTERITE)

Ce terme qui signifie « affection des gros vaisseaux dans le diabète » indique une des complications les plus fréquentes, surtout chez les diabétiques non insulino-dépendants dont la maladie dure depuis déjà de longues années. L'évolution du diabète, dans ce cas, est lente et sournoise : lorsque le diabétique en perçoit les symptômes, les dommages organiques sont souvent déjà sérieux. Les organes les plus touchés sont le *cœur*, le *cerveau* et les *membres inférieurs*. En pratique, il s'agit d'une processus de durcissement de la paroi des artères. Provoqué par l'épaississement de la membrane qui constitue les vaisseaux, ce durcissement a lieu avec le temps chez tous les individus, mais est plus prononcé chez les diabétiques.

Selon certains spécialistes, cette détérioration des artères serait favorisée par un désordre métabolique, mais les données à cet égard ne sont pas claires.

Les symptômes varient en fonction de la partie du corps concernée. Dans le cas spécifique du cœur, l'insuffisance de l'afflux de sang à travers les *artères coronaires* (vaisseaux chargés de transporter le sang vers le cœur) diminue son oxygénation.

Le diabétique est plus fréquemment sujet qu'un non-diabétique à l'infarctus du myocarde et à l'angine de poitrine. Fréquentes sont également les altérations du myocarde (le muscle du cœur).
Si les artères sont détériorées et moins élastiques, elles ne permettent plus des échanges normaux d'oxygène et d'apport de substances nutritives au tissu cérébral. Des troubles vasculaires cérébraux apparaissent avec des symptômes tels que les *troubles de la mémoire* et *de l'apprentissage, les vertiges, les sifflements d'oreilles*.
Si les membres inférieurs sont affectés, cela rendra la démarche irrégulière, avec une sensation de crampes au niveau des mollets, parfois si prononcée qu'elle oblige à s'arrêter pour favoriser la reprise de la circulation dans les zones qui ne sont pas correctement irriguées. Les membres froids, la peau sèche et brillante et les muscles affaiblis en sont les signes. On peut arriver ainsi au cas grave d'*ulcère diabétique*. Ces ulcères des membres inférieurs sont plus fréquents qu'on ne le pense et représentent un problème difficile à résoudre, qui nécessite fréquemment une hospitalisation.

MICROANGIOPATHIE DIABETIQUE

Les vaisseaux plus fins peuvent être eux aussi affectés. Il s'agit là d'une autre complication tardive du diabète que l'on peut définir comme « affection des vaisseaux de petite section », c'est-à-dire des capillaires.
Cette affection se traduit par un épaississement de la paroi des vaisseaux capillaires, provoquant une diminution de l'élasticité de ces derniers, et donc une réduction du flux sanguin. Les zones les plus touchées sont l'*œil*, et plus précisément la rétine, et le *rein*.
La rétine, cette membrane qui enveloppe le globe oculaire et

est un élément indispensable de la vision, peut être sujette à toute une série de lésions que l'on peut déceler à l'aide d'un examen dit « du fond de l'œil », que tout diabétique devrait effectuer au moins une fois par an. Ces lésions se traduisent par des petites hémorragies, et une dilatation des capillaires d'où s'échappent des substances qui devraient être normalement contenues à l'intérieur. On parle alors de *rétinite diabétique*, une cause de cécité. Là encore, il n'y a pas de traitement spécifique : un meilleur équilibre des glycémies est recommandé. En cas de nécessité, il est toutefois possible de recourir à un traitement de photocoagulation avec un laser à argon, permettant de bloquer le processus en cours. De même que la rétine, le rein peut être touché par une affection des capillaires, et l'on parle alors d'une *néphrite diabétique*. Un des premiers symptômes d'un mauvais fonctionnement rénal est constitué par la présence de protéines, et tout particulièrement d'albumine, dans les urines. Il s'agit tout d'abord d'une quantité minime, mais elle peut croître, et le rein risque de ne plus être capable d'exercer sa fonction de filtre.

NEVROPATHIE DIABETIQUE

Il s'agit là d'une complication assez complexe, tant du point de vue de son apparition que de son évolution clinique. Ce trouble ne se manifeste pas toujours au terme de quelques années de maladie, il peut au contraire accompagner les premières manifestations du diabète.
La *polynévropathie* est de loin la forme la plus fréquente et comporte une altération du système sensoriel et, moins fréquemment, du système moteur. Elle se traduit par une perte de sensibilité surtout au niveau des membres inférieurs, une faiblesse musculaire, des crampes nocturnes, des fourmille-

ments et des sensations de brûlure. La *mononévropathie*, en revanche, implique un seul nerf ou ses ramifications. Le pronostic de guérison est plus favorable dans cette forme qui comprend des manifestations sensorielles et motrices. Les douleurs, lancinantes, apparaissent brusquement.
D'autres troubles sont également liés à la névropathie diabétique : diarrhées nocturnes indolores et irrégulières, ralentissement de la fonction gastrique accompagnée de troubles digestifs, altération de l'activité sexuelle, problèmes de transpiration, chute de la pression artérielle lorsque l'on passe de la position allongée à la position debout, difficultés pour uriner en raison de l'altération des nerfs de la vessie. On recommande à ceux qui en souffrent de régulariser au maximum leur taux de glycémie. On espère ainsi minimiser les manifestations et freiner l'évolution de cette complication du diabète, de même d'ailleurs que de toutes les autres complications.

Traitement du diabète

• L'insuline : laquelle et quand ? Nécessité d'un traitement « sur mesure ».
• Hypoglycémiants oraux : les « pilules » pas toujours indispensables.

TRAITEMENT DU DIABETE DU 1er TYPE (insulino-dépendant)

Parmi les traitements découverts par l'homme, l'insuline a été, et est encore de nos jours, indispensable à ceux qui ne peuvent s'en passer, comme les diabétiques du 1er type.
Ce sont Banting et Best à qui l'on doit, en 1920, un changement radical dans le champ alors bien étroit du traitement du diabète. Leur découverte du polypeptide de l'insuline, et son administration au chien tout d'abord, puis à l'homme, ont permis aux diabétiques (qui ne survivaient alors que rarement) de retrouver forme physique et équilibre et de reprendre une vie pratiquement normale.
Actuellement, il existe différents types d'insuline, qui se distinguent par leur provenance et leur durée d'action. On peut affirmer aujourd'hui que chaque patient pourra trouver sans grande difficulté une thérapie *sur mesure*.

Depuis l'époque de sa découverte, l'insuline s'est transformée au point de perdre les caractéristiques négatives (liées à son manque de pureté) qui avaient généré des réactions allergiques chez certains. Il existe actuellement sur le marché une gamme d'insulines extrêmement variée, et dont la pureté est quasiment absolue. Il est ainsi possible de prescrire à chacun un type de traitement adapté à ses besoins. On a pu pallier aux inconvénients dérivant du caractère trop « brut » des premières insulines. Extrêmement purifiées, ces insulines sont dérivées du pancréas animal (bœuf ou porc) et ne diffèrent que par quelques acides aminés de la composition de l'hormone humaine. De nos jours sont venues s'ajouter des insulines dont la structure est tellement proche de l'insuline humaine que pratiquement rien ne vient les distinguer de cette dernière. Au moyen de différentes méthodes, on est ainsi parvenu à synthétiser une insuline appelée *humaine*, qui ne provoque aucune réaction allergique et semble permettre en outre de réduire un peu le besoin quotidien en insuline des diabétiques. Etant de nature protéique, cette hormone serait « digérée » par l'estomac et ne peut donc être administrée que par injections.

La fréquence des injections variera selon chaque cas : il est en tout cas conseillé de recourir à plus d'une injection par jour, pour un meilleur contrôle du métabolisme, bien que cette solution soit moins appréciée pour des raisons évidentes.

Généralement, on a recours à une insuline couvrant un besoin dit « de base » et à d'autres destinées à « tamponner » la hausse du taux de glycémie dérivant des repas. On distingue trois grandes catégories d'insuline, classées selon leur durée d'action spécifique : les insulines *rapides* qui durent environ 6 heures, les insulines *intermédiaires* qui durent environ 8 à 12 heures, et les insulines *retard* qui durent jusqu'à 24-36 heures.

En mélangeant ces insulines, qui peuvent être administrées en même temps, on peut satisfaire n'importe quel type de besoin, et personnaliser le traitement.
D'autre part, avec l'aide de l'équipe médicale, les diabétiques apprennent à s'injecter eux-mêmes les doses d'insuline et à autogérer leur traitement dans les limites de la logique et du bon sens. Au traitement est associé un régime rigoureux, sans lequel un traitement quel qu'il soit se révélera totalement inefficace.
A l'étude :
– une insuline absorbée en spray nasal ;
– une greffe de cellules pancréatiques.

TRAITEMENT DU DIABETE DU 2e TYPE (non insulino-dépendant)

Comme nous l'avons déjà évoqué, le diabète de ce type est souvent associé à un excès de poids. La première règle thérapeutique est donc de suivre un régime. Le régime en lui-même, et la perte de poids qui en découle, peuvent suffire à abaisser le taux de glycémie à un niveau acceptable et à rétablir un état de bien-être général. En fait, les médicaments destinés à faire baisser le taux de glycémie sont souvent utilisés à la place d'un régime adéquat. Les *hypoglycémiants oraux* se divisent en deux grandes catégories : les *sulfamides* et les *biguanides*. Ils présupposent tous deux une activité résiduelle du pancréas. Les sulfamides agissent en stimulant le reste de production d'insuline dans le pancréas. Les biguanides, quant à eux, réduisent la glycémie en réduisant la fabrication du glucose par le foie. Les hypoglycémiants oraux doivent être pris un peu avant les repas. Il est possible d'associer les traitements à base de sulfamides et de biguanides.

Le régime

• Où réside l'importance du régime pour le diabétique ?
• Les difficultés d'un régime.
• Le poids « idéal ».
• Les aliments.
• Les aliments pour diabétiques sont-ils justifiés ?
• Quand et comment manger ?

POURQUOI UN REGIME ?

Un des objectifs certainement les plus complexes à réaliser est de se motiver à suivre régulièrement un régime. Bien souvent, on a ses idées personnelles quant au régime à suivre, soit parce que certains membres de la famille sont eux aussi diabétiques, soit parce que divers amis et connaissances se sont empressés d'évoquer les multiples renoncements et les terribles sacrifices qui joncheront le futur « chemin de croix ».

Il existe des mécanismes psychologiques très complexes, qui tendent à charger les aliments et leur ingestion de toute une série de symboles et signifiants : l'acte de se nourrir va alors

bien au-delà d'un simple besoin biologique. Divers facteurs économiques, sociaux et culturels influencent le comportement alimentaire, et l'on voit fréquemment dans la nourriture une gratification, une compensation, un moyen de se conformer à des modèles et des tendances diffusés par les moyens de communication. Les gâteaux, par exemple, sont un résumé de toutes les valeurs prêtées à la nourriture, avec un véritable phénomène d'amplification : d'où la « souffrance » qui résulte de la privation. C'est ainsi qu'une mauvaise interprétation du concept de régime entraîne un comportement totalement négatif. En réalité, il s'agit simplement d'un contrôle juste et souhaitable de son alimentation.
Le régime constitue la base du traitement pour le diabétique, puisqu'il lui permet d'améliorer radicalement son équilibre métabolique. Dans le cas d'un diabète non insulino-dépendant du deuxième type, on peut même, assez fréquemment, éviter les médicaments hypoglycémiants et s'en remettre entièrement au régime diététique. Le régime, de toute façon, ne doit pas être considéré comme une série de règles rigides et monotones destinées à « affamer ». Il s'agit bien plutôt d'une révision, sur le niveau quantitatif et qualitatif, des habitudes alimentaires souvent erronées dans une grande partie de la population (et pas uniquement chez les diabétiques !).
Un régime *sur mesure* doit tenir compte de facteurs importants qui le personnalisent et en font un outil efficace pour maintenir une bonne santé : âge, sexe, constitution, taille, activité physique, particularités physiologiques, climat.
En opérant une évaluation globale de ces facteurs, le médecin tirera une série d'indications qui l'aideront à formuler une alimentation équilibrée, de manière à ce que le diabétique puisse non seulement atteindre son poids idéal, mais aussi (et surtout) le conserver.
Il existe quelques formules permettant de calculer le poids

idéal en kg ; la plus fréquemment appliquée est la *formule de Lorentz* (A = hauteur exprimée en cm) :

— chez l'homme : $A - 100 - \frac{A-150}{4}$

— chez la femme : $A - 100 - \frac{A-150}{2}$

CONCEPTS GENERAUX SUR L'ALIMENTATION

Pour son développement général et pour la fabrication et le renouvellement continu de ses cellules, l'organisme a besoin des sources énergétiques présentes dans la nourriture. Nous trouvons ainsi dans la nourriture, réparties en diverses quantités, les substances nécessaires à notre survie, à savoir : les glucides, les protéines, les lipides, l'eau, les vitamines et les sels minéraux. Alors que les glucides et les lipides représentent les sources d'énergie les plus importantes, les protéines sont essentiellement utilisées dans la construction de notre organisme : ainsi, à l'aide de toute une série de « pierres de construction » (acides aminés), on parvient à bâtir la « maison » (corps humain).
L'énergie se mesure en *calories*, la calorie représentant l'unité de mesure de la valeur énergétique des aliments.
Toutefois, les calories produites par les aliments varient en fonction des nutriments dont ils sont constitués. Nous savons que 1 g de glucides fournit 4 calories, de même que 1 g de protides, alors que 1 g de lipides en fournit 9. Dans un régime équilibré, il est important que soient représentés dans de justes proportions aussi bien les glucides que les lipides et les protides.
La « juste mesure » peut être calculée sur la base du *besoin calorique quotidien* d'un individu. Ce besoin n'est pas diffi-

POIDS « IDEAL » DE L'HOMME (EN KG)[1]

Hauteur en cm	*Ossature légère*	*Ossature moyenne*	*Ossature lourde*
157	50,5-54,2	53,3-58,2	56,9-63,7
158	51,1-54,7	53,8-58,9	57,4-64,2
159	51,6-55,2	54,3-59,6	58,0-64,8
160	52,2-55,8	54,9-60,3	58,5-65,3
161	52,7-56,3	55,4-60,9	59,0-66,0
162	53,2-56,9	55,9-61,4	59,6-66,7
163	53,8-57,4	56,5-61,9	60,1-67,5
164	54,3-57,9	57,0-62,5	60,7-68,2
165	54,9-58,5	57,6-63,0	61,2-68,9
166	55,4-59,2	58,1-63,7	61,7-69,6
167	55,9-59,9	58,6-64,4	62,3-70,3
168	56,5-60,6	59,2-65,1	62,9-71,1
169	57,2-61,3	59,9-65,8	63,6-72,0
170	57,9-62,0	60,7-66,6	64,3-72,9
171	58,6-62,7	61,4-67,4	65,1-73,8
172	59,4-63,4	62,1-68,3	66,0-74,7
173	60,1-64,2	62,8-69,1	66,9-75,5
174	60,8-64,9	63,5-69,9	67,6-76,2
175	61,5-65,6	64,2-70,6	68,3-76,9
176	62,2-66,4	64,9-71,3	69,0-77,6
177	62,9-67,3	65,7-72,0	69,7-78,4
178	63,6-68,2	66,4-72,8	70,4-79,1
179	64,4-68,9	67,1-73,6	71,2-80,0
180	65,1-69,6	67,8-74,5	71,9-80,9
181	65,8-70,3	68,5-75,4	72,7-81,8
182	66,5-71,0	69,2-76,3	73,6-82,7
183	67,2-71,8	69,9-77,2	74,5-83,6
184	67,9-72,5	70,7-78,1	75,2-84,5
185	68,6-73,2	71,4-79,0	75,9-85,4
186	69,4-74,0	72,1-79,9	76,7-86,2
187	70,1-74,9	72,8-80,8	77,6-87,1
188	70,8-75,8	73,5-81,7	78,5-88,0
189	71,5-76,5	74,4-82,6	79,4-88,9
190	72,2-77,2	75,3-83,5	80,3-89,8
191	72,9-77,9	76,2-84,4	81,1-90,7
192	73,6-78,6	77,1-85,3	81,8-91,6
193	74,4-79,3	78,0-86,1	82,5-92,5
194	75,1-80,1	78,9-87,0	83,2-93,4
195	75,8-80,8	79,8-87,9	84,0-94,3

[1] Source : tableaux scientifiques Geigy, Ciba-Geigy, 1973.

POIDS « IDEAL » DE LA FEMME (EN KG)[1]

Hauteur en cm	*Ossature légère*	*Ossature moyenne*	*Ossature lourde*
148	42,0-44,8	43,8-48,9	47,0-54,3
149	42,3-45,4	44,1-49,4	47,8-54,9
150	42,7-45,9	44,5-50,0	48,2-55,4
151	43,0-46,4	45,1-50,5	48,7-55,9
152	43,4-47,0	45,6-51,0	49,2-56,5
153	43,9-47,5	46,1-51,6	49,8-57,0
154	44,4-48,0	46,7-52,1	50,3-57,6
155	44,9-48,6	47,2-52,6	50,8-58,1
156	45,4-49,1	47,7-53,2	51,3-59,1
157	46,0-49,6	48,2-53,7	51,9-59,6
158	46,5-50,2	48,8-54,3	52,4-59,7
159	47,1-50,7	49,3-54,8	53,0-60,2
160	47,6-51,2	49,9-55,3	53,5-60,8
161	48,2-51,8	50,4-56,0	54,0-61,5
162	48,7-52,3	51,0-56,8	54,6-62,2
163	49,2-52,9	51,5-57,5	55,2-62,9
164	49,8-53,4	52,0-58,2	55,9-63,7
165	50,3-53,9	52,6-58,9	56,7-64,4
166	50,8-54,6	53,3-59,8	57,3-65,1
167	51,4-55,4	54,0-60,7	58,1-65,8
168	52,0-56,0	54,7-61,5	58,8-66,5
169	52,7-56,8	55,4-62,2	59,5-67,2
170	53,4-57,5	56,1-62,9	60,2-67,9
171	54,1-58,2	56,8-63,6	60,9-68,6
172	54,8-58,9	57,5-64,3	61,6-69,3
173	55,5-59,6	58,3-65,1	62,3-70,1
174	56,3-60,3	59,0-65,8	63,1-70,8
175	57,0-61,0	59,7-66,5	63,8-71,5
176	57,7-61,9	60,4-67,2	64,5-72,3
177	58,4-62,8	61,1-67,8	65,2-73,2
178	59,1-63,6	61,8-68,6	65,9-74,1
179	59,8-64,4	62,5-69,3	66,6-75,0
180	60,5-65,1	63,3-70,1	67,3-75,9
181	61,3-65,8	64,0-70,8	68,1-76,8
182	62,0-66,5	64,7-71,5	68,8-77,7
183	62,7-67,2	65,4-72,2	69,5-78,6
184	63,4-67,9	66,1-72,9	70,2-79,5
185	64,1-68,6	66,8-73,6	70,9-80,4

[1] Source : tableaux scientifiques Geigy, Ciba-Geigy, 1973.

cile à évaluer, il suffit de multiplier le poids idéal par un nombre de calories compris entre 30 et 45, selon l'importance de l'activité physique. Par exemple, quelqu'un d'un poids « idéal » d'environ 70 kg, qui a une activité physique modérée, nécessite aux environs de 2500 calories par jour. Tout ce qui va au-delà de cette quantité de calories risque de s'accumuler sous forme de graisse et au-delà du seuil de 20 % au dessus du poids idéal, on commence à parler d'obésité. Une alimentation équilibrée devra comprendre les différents nutriments bien répartis : on considère actuellement que chez un diabétique, 45 à 55 % des calories doivent provenir des glucides, environ 30 % des lipides et les 12 à 20 % restants des protides. En outre, le régime devra

BESOIN CALORIQUE QUOTIDIEN PAR KG DE POIDS IDEAL

Activité	*Calories*
Vie sédentaire (travail intellectuel)	30-35
Travail physique modéré	35-40
Travail physique fatigant	40-45

QUANTITE DE CALORIES FOURNIES PAR DIFFERENTS ELEMENTS NUTRITIFS

1 g de glucides	4 calories
1 g de protides	4 calories
1 g de lipides	9 calories
1 g d'alcool	7 calories

toujours inclure suffisamment de vitamines, de sels minéraux et de l'eau ; bien qu'ils n'apportent pas de calories, ils n'en restent pas moins fondamentaux pour le bien-être de l'organisme. Nous rappelons l'importance de l'alcool du point de vue de l'apport calorique, dans la mesure où 1 g d'alcool fournit 7 calories !

LES ALIMENTS

Glucides

Les glucides, appelés également sucres, ou hydrates de carbone, représentent le « carburant » principal de notre organisme. L'énergie qu'ils fournissent est en effet rapidement utilisable et, comme nous l'avons signalé, ils doivent fournir au moins 45 à 55 % des calories quotidiennes.
De nombreux aliments contiennent des sucres. Ce sont principalement les féculents : le pain, les biscottes, les pâtes, le riz, la semoule, les légumes secs mais aussi les fruits, les légumes, le lait, sans oublier le sucre bien sûr, ainsi que tous les aliments qui en contiennent. Du point de vue diabétologique, il est important d'opérer une distinction entre les glucides. En effet, tous ne sont pas égaux quant à l'augmentation du taux de glycémie qu'ils suscitent après leur ingestion.
Consommés seuls, les aliments à goût sucré élèvent très rapidement la glycémie alors que les féculents, d'autant qu'ils sont consommés en association avec d'autres nutriments au cours des repas, élèvent en général moins brutalement la glycémie. D'autre part, les aliments contiennent des glucides en plus ou moins grande quantité ; ainsi, la majorité des légumes verts en contiennent en faible quantité alors que les féculents en contiennent des quantités importantes. Enfin,

pour diminuer un excès de poids éventuel, il faut se souvenir que l'excès de glucides dans le corps va s'accumuler dans les dépôts adipeux.

Lipides

Ces substances d'origine animale et végétale représentent des sources importantes d'énergie ; pour la même quantité, ils fournissent le double des calories fournies par les protéines et les glucides.
La distinction entre les graisses d'origine animale et végétale est importante : il est recommandé de favoriser les matières grasses d'origine végétale, plus riches en substances aptes à protéger le corps de l'artériosclérose.
Même si la quantité de lipides consommée chaque jour doit être considérée en raison de leur haut pouvoir calorique, il est néanmoins nécessaire d'en avoir un peu, dans la mesure où ils permettent notamment l'absorption intestinale de certaines vitamines.

Protides

Les protéines jouent avant tout un rôle structurel, en contribuant à la construction et au renouvellement permanent des cellules de notre organisme. Le besoin protéique quotidien est de 1 à 1,5 g/kg (poids idéal) chez l'adulte ; chez les enfants et les adolescents, il atteint environ 2 g/kg. Les protéines sont constituées par des acides aminés qui s'associent de diverses manières entre eux. Certains acides aminés sont essentiels pour l'organisme qui n'est pas en mesure de les produire lui-même : seule l'alimentation peut donc les fournir.
Les aliments présentant le contenu protéique le plus élevé sont le lait et les produits laitiers, la viande, le poisson, les

œufs, les crustacés, les mollusques, bien que les protéines végétales contenues dans les féculents ne soient pas à négliger.

AUTRES TYPES D'ÉLÉMENTS NUTRITIFS

Vitamines

Il s'agit de substances indispensables au maintien de la santé. Une carence importante en vitamines peut être à la source de troubles graves. Les vitamines étant déjà présentes en quantité suffisante dans une alimentation équilibrée, un apport supplémentaire n'est généralement pas justifié. Les vitamines les plus importantes sont les suivantes :

• *Vitamine A* : contenue par exemple dans les carottes ainsi que dans les légumes et fruits colorés, dans le foie, le beurre et les œufs, elle favorise la croissance et protège la peau et les muqueuses.

• *Vitamines du groupe B* : (B_1, B_2, B_6, B_{12}) : contenues dans les légumes secs, le foie, le fromage, dans certaines viandes, dans la levure de bière, les œufs, les légumes, elles sont utiles au bon fonctionnement du système nerveux et de l'appareil digestif.

• *Vitamine C* : contenue dans les légumes et les fruits, notamment les agrumes, elle protège des infections et préserve les vaisseaux sanguins.

• *Vitamine D* : contenue dans le lait et le beurre, cette vitamine protège contre le rachitisme en garantissant un bon développement du système osseux et une dentition saine.

Sels minéraux

Les sels minéraux, autres régulateurs fondamentaux des processus biologiques, permettent de se maintenir en bonne santé. Une alimentation équilibrée favorise leur apport régulier. Parmi les plus importants, nous citerons le calcium, le fer, le phosphore, l'iode, le sodium et le potassium.

LES ALIMENTS « POUR DIABETIQUES » ET EDULCORANTS

Il existe dans le commerce différents types d'aliments dits « pour diabétiques » dans le sens qu'ils sont édulcorés avec des sucres tels que le fructose ou le sorbitol. Leur contenu en sucre est légèrement inférieur à celui des autres produits normaux, mais on devra en compter les calories et dans tous les cas, ne pas dépasser de petites quantités.
Il convient de souligner que ces produits pour diabétiques ont souvent un prix très élevé et que rien ne justifie leur emploi systématique.
Pour sucrer ses plats et ses boissons, le diabétique pourra recourir aux édulcorants artificiels, dont les plus usuels sont la saccharine et l'aspartam.

LES BOISSONS

Le diabétique devra faire très attention à son usage des boissons : en réalité, seule l'eau, qui n'a aucun pouvoir calorique, peut être bue à volonté (il est même conseillé d'en boire beaucoup).
En partant de là, on peut dire que le thé, le café et toutes les tisanes ne contenant pas de sucre peuvent être consommés, avec le bon sens comme seule limite. Les boissons non al-

coolisées en bouteilles ainsi que les jus de fruit sont tous sucrés. Ne vous fiez pas à leur goût acide ou amer qui peut cacher la saveur du sucre : elles en contiennent toutes. Un certain nombre de sodas notamment sont sucrés par des édulcorants. La lecture des étiquettes est toujours nécessaire, certaines mentionnant des quantités de glucides par les fruits en quantités non négligeables. En ce qui concerne les boissons alcoolisées, la modération s'impose non seulement du fait de leur teneur en sucre éventuel, mais aussi de leur haut pouvoir calorifique. En général, on conseille de ne pas boire plus d'un demi-verre de vin par repas. Il convient de souligner que l'alcool peut également créer de graves problèmes au diabétique soigné avec de l'insuline ou des hypoglycémiants oraux, dans la mesure où il favorise l'hypoglycémie, qui peut se manifester de manière violente et inattendue.

LES FIBRES

On accorde une importance croissante à la présence de fibres alimentaires dans le régime alimentaire du diabétique, et de la population en général.
Les fibres provoquent une sensation de satiété, régularisent le transit de la nourriture et peuvent ralentir l'absorption intestinale du glucose et du cholestérol, ce qui limiterait l'augmentation des niveaux de glycémie après les repas.
Il existe deux sortes de fibres, les *hydrosolubles* et les *non hydrosolubles*. Les premières, contenues essentiellement dans les végétaux (petits pois, pois chiche, fèves et lentilles) et dans les fruits (pommes, poires, fraises et framboises), diminuent l'absorption des éléments nutritifs et ralentissent la vidange gastrique et les mouvements intestinaux. Le glucose est ainsi absorbé moins rapidement. Les secondes, non hy-

drosolubles, proviennent principalement de l'enveloppe extérieure des végétaux, des fruits et des céréales. Elles accélèrent la mobilité de l'intestin en augmentant la masse fécale et sont donc particulièrement recommandées dans le cas de constipations persistantes. L'enrichissement en fibres d'un régime diabétique peut conduire à une réduction du taux de glycémie.

COMMENT REPARTIR LES REPAS DANS LA JOURNEE ? LES COLLATIONS

Une des recommandations les plus fréquentes que le diabétologue adresse à son patient est de ne pas oublier les fameuses « collations ».
Il est possible que le nom même de ces petits repas amène à ne pas les prendre vraiment au sérieux. Et pourtant, les collations sont d'une importance fondamentale pour maintenir l'équilibre des glycémies du diabétique. Il est nécessaire de contrebalancer de manière adéquate la hausse du taux de glycémie faisant suite à toute consommation de nourriture, ce que la répartition de l'alimentation en plus de trois repas permet le mieux. L'injection d'insuline ou l'administration d'un hypoglycémiant oral doivent être suivies, à des intervalles de temps toujours constants, d'une absorption de nourriture.
La nourriture sera répartie en trois repas principaux (petit déjeuner, déjeuner, dîner), intercalés entre eux d'une, deux ou trois collations, selon les glycémies. Ces collations seront prises au milieu de la matinée, au milieu de l'après-midi et au cours de la soirée, avant d'aller au lit.
On peut résumer en conseillant de « manger peu et souvent », afin d'éviter les hausses de glycémie après les repas, et les hypoglycémies en cas de jeûne trop prolongé.

LA CUISSON DES ALIMENTS, L'ASSAISONNEMENT

Favorisez les cuissons à la vapeur ou au bain-marie ou grillades. Préférez les graisses d'origine végétale et modérez l'usage de celles d'origine animale. Consommez des huiles de graines ou d'olive. Le régime diabétique n'est pas un régime sans sel, à moins qu'une pathologie associée n'en déconseille directement l'utilisation. En revanche, servez-vous de toutes les fines herbes, épices et herbes aromatiques qui vous plaisent pour relever le goût de vos aliments !

LES EQUIVALENCES

De façon à comprendre comment varier les sources de glucides, nous avons préparé un tableau indiquant comment substituer les aliments (pain, fruits) par d'autres appartenant au même groupe. Cette équivalence se base sur leur contenu respectif en glucides, protéines et lipides.

TABLEAU DES EQUIVALENCES

PAIN	40 g de pain peuvent être remplacés par un des aliments suivants : 30 g de biscottes (= 3) ou crackers (= 6 de 5 g) 35 g de légumes secs (poids cru) 25 g de pâtes (poids cru) 25 g de riz (poids cru) 100 g de pommes de terre
FRUITS	100 g de pommes peuvent être remplacés par un des aliments suivants : 100 g de poires, brugnons, cerises, pêches, cassis, mangues, litchis, kakis 80 g de banane, figues fraîches, raisin 150 g d'oranges, de pamplemousses, mandarines, framboises 150 g de fraises, ananas, prunes, abricots, papaye 300 g de melon, pastèque, groseilles, myrtilles.

EXEMPLES DE REGIME

Voici quelques exemples de régime pour diabétiques.

REGIME DE 1 200 CALORIES

	Aliments	*Grammes*	*Calories*	*Alternatives*
Petit déjeuner	Lait écrémé	180 (env. 30 cl)	114	20 cl de jus d'orange 20 cl de thé + 30 g de crackers 200 g de poires ou pommes
10 heures	Fruit (poire ou pomme)		50	25
Déjeuner	Pain	65	190	
	Veau ou bœuf (viande non grasse)	150	225	100 g de poule au pot + 30 g de fromage maigre 120 g de rôti 50 g de jambon + 1 œuf 75 g de fromage maigre
	Légumes	100	20	
	Fruit	50	25	
	Assaisonnement (huile)	10	90	
16 heures	Fruit (poire ou pomme)	50	25	
Dîner	Pain	40	116	
	Pâtes/riz	40	147	
	Fromage maigre	60	130	50 g de jambon maigre 1 œuf + 25 g de fromage 80 g de viande maigre de veau ou de bœuf
	Légumes	100	20	
	Poire ou pomme	50	25	
	Assaisonnement (huile)	10	90	

REGIME DE 1 400 CALORIES

	Aliments	*Grammes*	*Calories*	*Alternatives*
Petit déjeuner	Lait écrémé	200 (env. 40 cl)	126	1 yaourt + 40 g de pain
	Pain	25	73	20 cl de jus d'orange + 1 œuf
				200 g de poires ou pommes + 25 g de crackers
10 heures	Fruit	50	25	
Déjeuner	Pâtes ou riz	50	183	
	Pain	40	116	
	Veau ou bœuf (non gras)	100	151	180 g de truite, 180 g de sole
				55 g de jambon
				65 g de fromage maigre à tartiner
	Légumes	100	20	1 œuf + 30 g de fromage maigre à tartiner
	Poire ou pomme	100	50	
	Huile	10	90	
16 heures	Fruit	50	25	
Dîner	Pâte ou riz	40	147	
	Pain	50	146	
	Tomme de Savoie maigre 20 %	40	130	50 g de jambon
				20 g de jambon + 1 œuf
				1 œuf + 25 g de mozzarella
				50 g de fromage maigre à tartiner
				60 g de mozzarella
				80 g de viande maigre
	Légumes	100	20	
	Poire ou pomme	100	50	
	Huile	10	90	

REGIME DE 1 600 CALORIES

	Aliments	*Grammes*	*Calories*	*Alternatives*
Petit déjeuner	Lait écrémé	200 (env. 40 cl)	126	20 cl de thé + 75 g de biscottes
	Pain	50	146	20 cl de jus d'orange + 45 g de crackers 250 g de pommes ou poires + 40 g de crackers 2 yaourts + 35 g de crackers
10 heures	Fruit	50	25	
Déjeuner	Pâtes ou riz	50	183	
	Pain	50	146	
	Viande maigre de veau ou de bœuf	100	151	180 g de truite 55 g de jambon maigre 30 g de jambon maigre + 1 œuf 1 œuf + 30 g de fromage maigre à tartiner
	Huile	10	90	
	Légumes	100	20	
	Fruit (pomme ou poire)	50	25	
16 heures	Fruit	100	50	
Dîner	Pâte ou riz	40	147	
	Pain	50	146	
	Tomme de Savoie maigre 20 %	50	162	60 g de jambon maigre 30 g de jambon maigre + 1 œuf 1 œuf + 40 g de mozzarella 50 g de camembert 45 % ou de gouda 60 g de fromage 75 g de mozzarella 110 g de veau ou de bœuf
	Légumes	100	20	
	Poire ou pomme	50	25	
	Huile	10	90	

REGIME DE 2 000 CALORIES

	Aliments	*Grammes*	*Calories*	*Alternatives*
Petit déjeuner	Lait	250 (env. 45 cl)	157	
	Pain	50	146	20 cl de thé + 80 g de biscottes 2 yaourts + 35 g de crackers 20 cl de jus d'orange + 25 g de pain + 40 g de jambon
10 heures	Poire ou pomme	100	50	
Déjeuner	Pâtes ou riz	60	220	
	Pain	50	146	
	Viande maigre de veau ou de bœuf	150	227	150 g de poisson + 35 g de fromage maigre à tartiner 100 g de poule au pot + 30 g d'emmenthal 120 g de poulet rôti 50 g de jambon + 1 œuf
	Huile	20	180	
	Légumes	100	20	
	Poire ou pomme	100	50	
16 heures	Poire ou pomme	100	50	
Dîner	Pâtes ou riz	50	183	
	Pain	50	146	
	Tomme de Savoie maigre 20 %	70	226	150 g de veau ou de bœuf 2 œufs + 35 g de mozzarella 80 g de jambon 70 g de camembert 45 % ou de gouda 100 g de mozzarella
	Légumes	100	20	
	Poire ou pomme	100	50	
	Huile	20	180	

Après avoir pesé le contenu des ustensiles les plus couramment utilisés dans une cuisine, nous pouvons vous donner les indications suivantes pour vous faciliter la tâche des dosages :

une petite cuillère à café contient :
— 5 g d'huile
— 5 g de fromage râpé fin
— 7 g de sucre

---

une cuillère à soupe contient :
— 20 g de pâtes ou de riz
— 5 g de chapelure
— 25 g de sucre

---

une petite tasse contient :
— 4 cl de café
— 12 cl de thé

Problèmes pratiques dans la vie du diabétique

- **Vive le sport !**
- **Diabète et future maman : quels problèmes pose la grossesse.**
- **Est-il possible de voyager où l'on veut ?**
- **L'hygiène du diabétique : les dents et les pieds, à surveiller particulièrement.**

SPORT ET DIABETE

L'activité physique joue un rôle primordial lorsqu'il s'agit d'instaurer et de maintenir un équilibre métabolique optimal.
L'activité physique est considérée comme un point très important du traitement du diabète, à côté de l'insuline, des hypoglycémiants et du régime.
Il est prouvé qu'une activité physique quelle qu'elle soit, y compris la marche, entraîne une amélioration de nombreux paramètres fondamentaux chez tous les sujets, qu'ils soient diabétiques ou non.
Le taux de cholestérol « nocif » s'abaisse, alors que remonte le quota estimé « bénéfique » du cholestérol lui-même, et que l'activité de l'appareil cardio-vasculaire s'améliore. En-

fin, lorsque l'activité physique est conséquente, la dépense d'énergie qu'elle entraîne facilite la réduction de l'excès de poids. Important pour tous, un poids correct constitue, nous le rappelons, une des conditions du maintien en bonne santé du diabétique.
En plus des avantages évidents sur le plan corporel, le fait d'avoir une activité physique, et plus particulièrement de pratiquer un sport, aide souvent le diabétique à retrouver et à améliorer son équilibre psychologique. La découverte du diabète, surtout lorsqu'on est jeune, est « difficile à avaler ». La pratique d'un sport adéquat est une bonne occasion de trouver une meilleure confiance en soi-même.
Pratiquer un sport avec régularité permet de bien connaître les réactions de son corps et d'adapter régime et traitement en fonction de celles-ci.
Il sera en tout cas nécessaire de s'offrir une petite collation en plus et il conviendra de réduire l'insuline avant d'exercer le sport choisi. Pour les diabétiques traités à l'insuline ou à certains hypoglycémiants, l'hypoglycémie est un risque qu'il faut « garder en tête ». La pratique d'un sport doit être accompagnée d'une bonne réflexion sur ce sujet avec le médecin. Il faut toujours avoir du sucre à portée de la main.

DIABETE ET GROSSESSE

Lorsqu'on est diabétique, on peut à présent envisager une grossesse et un accouchement d'une manière sereine, à partir du moment où la surveillance est minutieuse pendant toute la grossesse et même un peu avant.
Autrefois, les risques de fausses couches ou bien de malformations du fœtus étaient très élevés. De nos jours, ils sont à peine supérieurs à ceux encourus par les mères non diabétiques.

Une précaution importante : la programmation de la grossesse. En effet, un contrôle métabolique optimal doit être mis en place avant la conception.
En cas de traitement par hypoglycémiants oraux, ceux-ci seront arrêtés pour un traitement composé de plusieurs administrations journalières d'insuline.
Le taux de glycémie « normal » se situe entre 0,80 et 1 mg/l à jeun. Les hyperglycémies entraînent une augmentation excessive du poids du fœtus. La tendance aux hypoglycémies est plus marquée longtemps après les repas car le fœtus détourne pour ses besoins une partie du glucose maternel. Cela se résout en fractionnant suffisamment l'alimentation.
Parfois, en dehors de tout antécédent de diabète, la grossesse et les bouleversements hormonaux qui y sont liés peuvent provoquer l'apparition d'un diabète dit *de la gestation* : mis en évidence par cette nouvelle situation, il peut disparaître spontanément à la fin de la grossesse et parfois se déclencher à nouveau ultérieurement.
Dans ce cas, la prévention se base toujours sur l'adaptation de l'alimentation, sur la pratique d'une activité physique et donc sur l'obtention et le maintien d'un poids normal.

VOYAGES ET DIABETE

Le diabétique peut entreprendre n'importe quel type de voyage, en prenant évidemment quelques précautions élémentaires. Il est avant tout recommandé de prendre dans ses bagages une bonne réserve d'insuline ou d'hypoglycémiants oraux (selon le traitement suivi) car il est possible que ces médicaments ne soient pas disponibles de manière adéquate dans les pays étrangers.
A noter parmi les problèmes possibles : le changement des fuseaux horaires, des retards imprévus dans l'arrivée des lieux

de destination, sans oublier le changement des habitudes alimentaires, inévitables dans un premier temps.
Il est toujours bon d'avoir sur soi quelque chose à consommer rapidement dans l'éventualité d'une hypoglycémie.
Il est bon de rappeler dans ce contexte que, dans certains pays étrangers, l'insuline est proposée en concentrations différentes de celle utilisée en France, à savoir 40 unités/ml. Dans ce cas, veillez à bien calculer les doses si vous ne voulez pas avoir de désagréables surprises ! Un autre problème pratique qui peut se poser à un diabétique traité à l'insuline est celui de justifier la possession d'un certain nombre de seringues dans ses bagages. Dans ce cas, la meilleure chose à faire est de se procurer avant le départ une déclaration du diabétologue clarifiant la situation.

CHEZ LE DENTISTE

Etre diabétique oblige à être vigilant envers toutes les sources d'infection possibles. Or les inflammations et infections dentaires sont fréquentes chez les diabétiques. L'hygiène de la cavité orale est par conséquent particulièrement recommandée. Le passage une fois par an minimum en vue d'un contrôle chez le dentiste est indispensable.

LES SOINS DES PIEDS

Le pied est une autre zone du corps souvent affectée par le diabète, en raison des complications de nature vasculaire et nerveuse qui peuvent affliger le patient même s'il a atteint un certain équilibre par ailleurs.
La circulation déficitaire dans une zone aussi « périphérique », la fréquente diminution de la sensibilité thermique,

tactile et à la douleur sont autant de facteurs favorisant l'apparition de blessures souvent longues à guérir sur les pieds des diabétiques si l'équilibre des glycémies n'est pas optimal.
Il s'agit d'*ulcères* qui peuvent atteindre des dimensions notables en surface et en profondeur, mais que quelques règles d'hygiène simples suffisent à prévenir.
Les recommandations les plus fréquentes faites au diabétique sont les suivantes : contrôler fréquemment l'état de ses pieds dans un miroir, pour éviter que ces lésions ne passent inaperçues à leur stade initial ; ne jamais porter de chaussures étroites et incommodes, mettre des chaussettes, si possible en fibres naturelles ; ne jamais tailler les ongles des orteils trop profondément et ne pas accentuer la coupe dans les angles ; ne jamais essayer d'ôter soi-même d'éventuelles callosités, mais s'adresser à un pédicure expérimenté qui doit être mis au courant du diabète ; ne jamais placer les pieds au contact direct de sources de chaleur ; enfin, la règle la plus simple et la plus importante consiste à se laver les pieds à l'eau tiède chaque jour, en veillant à bien les essuyer.
Si, malgré toutes ces précautions, une lésion ulcérée de la peau apparaît, il est indiqué de ne pas tenter de la soigner soi-même mais de s'adresser à son diabétologue dont les prescriptions devront être scrupuleusement respectées.

Glossaire

Acétone : substance dérivée de l'acide acétique + cétone (CH_3COCH_3) qui peut être présente dans le sang et dans les urines. Chez un diabétique, lorsqu'elle apparaît dans les urines en même temps que le glucose, elle signe un manque d'insuline qu'il faut corriger.

Acide aminé : chacun des éléments d'une classe de composés organiques contenant une amine (NH_2) et un carboxyle (COOH). Les acides aminés constituent la structure de base des protéines.

Anorexigène : substance provoquant une perte d'appétit.

Anticorps : molécule en mesure de neutraliser les agents nocifs pour l'organisme (virus, bactéries, etc.).

Auto-anticorps : anticorps qui neutralise « par erreur » les propres structures de l'organisme auquel il appartient.

Besoin calorique : quantité quotidienne de calories suffisantes pour maintenir un poids correct.

Calorie : unité de mesure de la chaleur ; on s'en sert également pour exprimer la valeur énergétique des aliments.

Epidémiologique : qui concerne l'étude des relations entre les différents facteurs déterminant la fréquence et la distribution des maladies dans la communauté humaine.

Glucides : substances organiques constituées totalement ou en partie par des hydrates de carbone, c'est-à-dire amidon, sucres, cellulose, pectine.

Glycémie : taux de sucre dans le sang.

Glycogène : substance composée de plusieurs molécules de glucose (en réserve en faible quantité dans le foie et les muscles).

Glycosurie : présence anormale de sucre dans les urines.

Hormone : substance chimique produite par l'organisme, ayant la fonction de régulariser l'activité d'organes déterminés.

Hyperglycémie : augmentation hors norme du niveau du taux de glycémie.

Hypoglycémie : abaissement hors norme du niveau du taux de glycémie.

Insuline (résistance à l') : réduction de la sensibilité des cellules de l'organisme à l'action de l'insuline.

Lipides : substances appartenant au groupe des substances grasses.

Obésité : augmentation de poids d'au moins 20 % par rapport au poids idéal.

Poids idéal : poids optimal à atteindre et à maintenir, calculé en fonction du sexe et de la taille d'un individu.

Polypeptide : constituant des protéines, en mesure de libérer des acides aminés.

Protéines : substances composées d'acides aminés contenant du carbone, de l'hydrogène, de l'oxygène, de l'azote et du soufre, en mesure de développer de multiples fonctions dans l'organisme.

Récepteur : molécule spécifique de la surface cellulaire, qui reconnaît d'autres structures moléculaires spécifiques et se lie à elles.

Sels minéraux : substances constituantes fondamentales de l'organisme, qui ne fournissent pas d'énergie.

Statistique : étude méthodique des données numériques concernant un fait spécifique ou une catégorie de faits, avec pour objectif le dénombrement et l'analyse de ces faits.

Syndrome : association de plusieurs symptômes apparaissant simultanément ; somme de manifestations morbides.

Vitamines : substances organiques présentes en petites quantités dans de nombreux aliments et nécessaires, à doses minimes, à un bon fonctionnement métabolique de l'organisme. Elles ne fournissent pas d'énergie.

DEUXIEME PARTIE

RECETTES

Les quantités indiquées sont calculées pour deux personnes.

HORS-D'ŒUVRE ET EN-CAS

Amuse-gueule au chèvre

6 crackers au blé complet non salés
100 g de chèvre frais
1 pincée de piment
quelques jeunes feuilles de persil
1 petite cuillère d'huile d'olive

VALEUR DIETETIQUE PAR PERSONNE	
protéines	6 g
lipides	13 g
glucides	12 g
calories	190

Coupez le chèvre en petits morceaux, mettez-le dans un bol et mélangez-le avec du persil haché et une petite cuillère d'huile, rehaussée d'une pincée de piment. Vous obtiendrez une crème à étaler sur les crackers.
Garnissez avec quelques feuilles entières de persil.

Brochettes marinées

VALEUR DIETETIQUE PAR PERSONNE	
protéines	30 g
lipides	6 g
glucides	11 g
calories	220

1 poivron vert
150 g de veau découpé pour brochettes
150 g de bœuf découpé pour brochettes
2 oignons rouges
10 petites tomates rondes
2 feuilles de laurier
1/2 verre de vin blanc
1 cuillère d'huile d'olive
des feuilles de persil et de menthe frais
des grains de poivre rouge

Dans un plat creux, mélangez à la fourchette le vin blanc et l'huile. Ajoutez les grains de poivre rouge, le laurier, le persil haché et les feuilles de menthe entières. Mettez les morceaux de veau et de bœuf à mariner dans cette sauce, recouvrez le récipient et laissez la viande s'imprégner de la marinade pendant quelques heures au moins. Pelez les oignons et coupez-les en quartiers. Lavez les petites tomates et enlevez-leur la queue. Nettoyez le poivron en enlevant les graines et les filaments blancs et coupez-le en morceaux. Sur des brochettes de bois, disposez alternativement les morceaux de bœuf, les quartiers d'oignon, les morceaux de veau, les bouts de poivron et les tomates. Faites cuire ces brochettes sur la grille du four ou sur un barbecue en les retournant de temps à autre et en les humidifiant de marinade.

Canapé de thon et d'aubergines

6 rondelles de pain de campagne
1/2 aubergine
100 g de thon au naturel
persil
1 oignon et du thym
1 radis
huile d'olive
sel et poivre

VALEUR DIETETIQUE PAR PERSONNE	
protéines	14 g
lipides	10 g
glucides	21 g
calories	230

Après avoir pelé l'aubergine, coupez-la en dés.
Faites-la revenir dans la poêle avec un peu d'huile. Salez et poivrez.
Passez l'aubergine au mixeur avec le thon au naturel, le persil, le thym et l'oignon. Grillez les tranches de pain de campagne ou passez-les au four. Sur chaque tranche encore chaude, étalez une partie de la purée d'aubergine. Coupez le radis en rondelles et garnissez-en les tartines.

Champignons au parmesan

150 g de champignons de Paris
50 g de parmesan frais
1 citron
du persil
1/2 endive
huile d'olive
sel et poivre

VALEUR DIETETIQUE PAR PERSONNE	
protéines	11 g
lipides	11 g
glucides	4 g
calories	155

Lavez et épluchez l'endive, et coupez-la en rondelles. Disposez la salade dans un plat creux et répartissez dessus les champignons frais coupés en tranches fines. Aspergez-les de jus de citron, afin qu'ils ne noircissent pas. Parsemez le tout de lamelles de parmesan frais et de persil haché. Salez et poivrez. Assaisonnez avec un filet d'huile et quelques gouttes de citron.

Citrons farcis

150 g de thon au naturel
50 g de fromage de brebis frais
1 petite cuillère de câpres
100 g de petits légumes conservés au vinaigre
2 cuillères de yaourt au lait entier
4 citrons
1 petite cuillère d'huile

VALEUR DIETETIQUE PAR PERSONNE	
protéines	30 g
lipides	22 g
glucides	5 g
calories	340

Coupez les citrons dans le sens de la longueur et videz-les de leur pulpe. Passez le thon au mixeur, avec quelques gouttes de citron, l'huile, le fromage de brebis, les câpres bien égouttées et le yaourt. Mélangez le tout jusqu'à l'obtention d'une pâte bien compacte, dont vous remplirez les « coques » de citron. Décorez à loisir avec des légumes (petits oignons ou autres) et conservez la préparation au frais jusqu'au moment de servir.

Croquette de viande froide

300 g de viande de bœuf hachée
1 œuf
2 cuillerées de lait écrémé
1 cuillère de gruyère râpé
1 tranche de pain de mie
1 cœur de palmier au naturel
1/2 oignon
des clous de girofle
1 feuille de laurier
1 pincée de noix de muscade
sel et poivre
huile d'olive

VALEUR DIETETIQUE PAR PERSONNE	
protéines	45 g
lipides	19 g
glucides	6 g
calories	380

Placez la viande hachée dans une terrine, ajoutez la mie de la tranche de pain de mie, le lait écrémé, l'œuf, une pincée de noix de muscade, du poivre et du sel et le gruyère.
Mélangez bien tous ces éléments jusqu'à l'obtention d'une farce bien ferme que vous étalerez sur une feuille de papier huilé, légèrement enduit d'huile d'olive. Placez le cœur de palmier au centre de cette préparation. Enroulez le tout en lui donnant la forme d'un saucisson, que vous entourerez d'une gaze ou d'un tissu très fin. Liez-en les extrémités et plongez-le dans une casserole remplie d'eau froide, à laquelle vous aurez ajouté l'oignon piqué de clous de girofle et la feuille de laurier : faites bouillir pendant une quarantaine de minutes. Enlevez la casserole du feu et laissez refroidir la croquette avant de la couper en tranches.

Paupiettes de fromage

4 tranches de fromage à fondre
100 g de lait caillé maigre
quelques feuilles d'oseille
1 oignon
2 radis
sel et poivre

VALEUR DIETETIQUE PAR PERSONNE	
protéines	16 g
lipides	17 g
glucides	5 g
calories	240

Lavez et égouttez bien l'oseille avant de la hacher menu. Mélangez-la au lait caillé, à l'oignon que vous aurez haché et ajoutez sel et poivre.
Amalgamez le tout en éliminant l'excès de babeurre pour rendre la composition plus compacte.
Remplissez les tranches de fromage de cette pâte, pliez-les et fermez-les avec des cure-dents. Décorez avec des rondelles de radis.

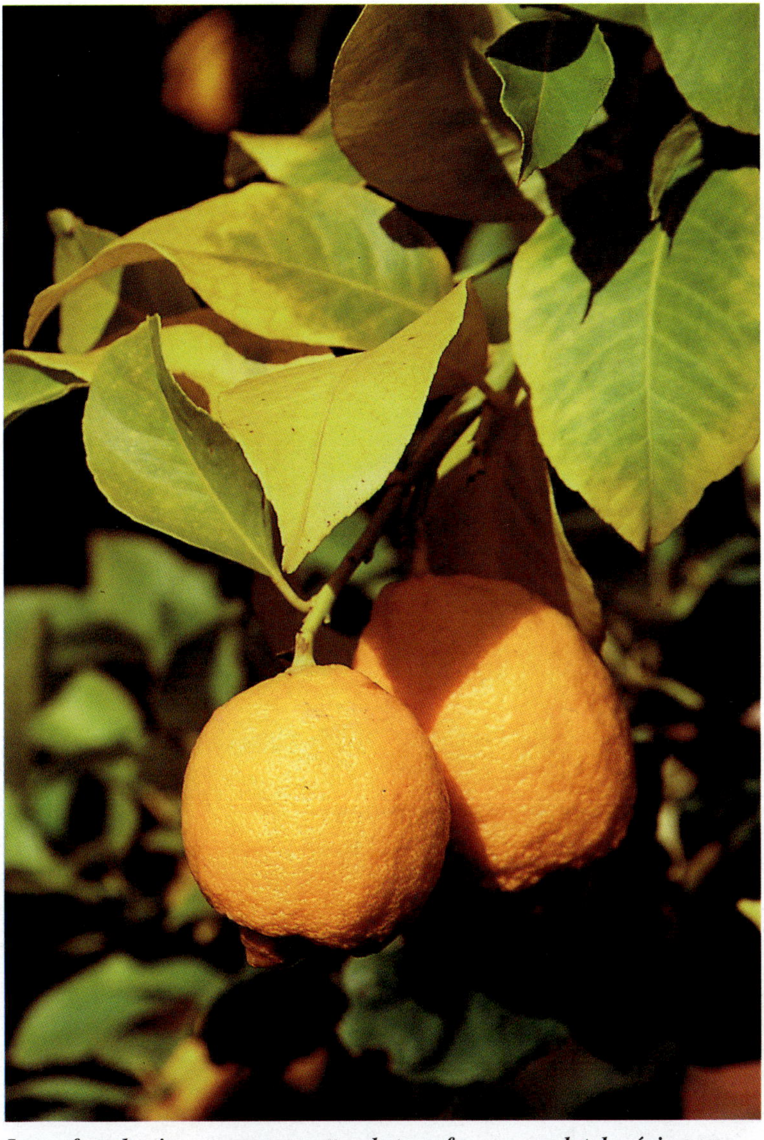

Le parfum du citron vous permettra de transformer un plat de régime en une véritable réussite gastronomique (comme la recette du poulet au citron) (© J. Pole/Alpha Oméga)

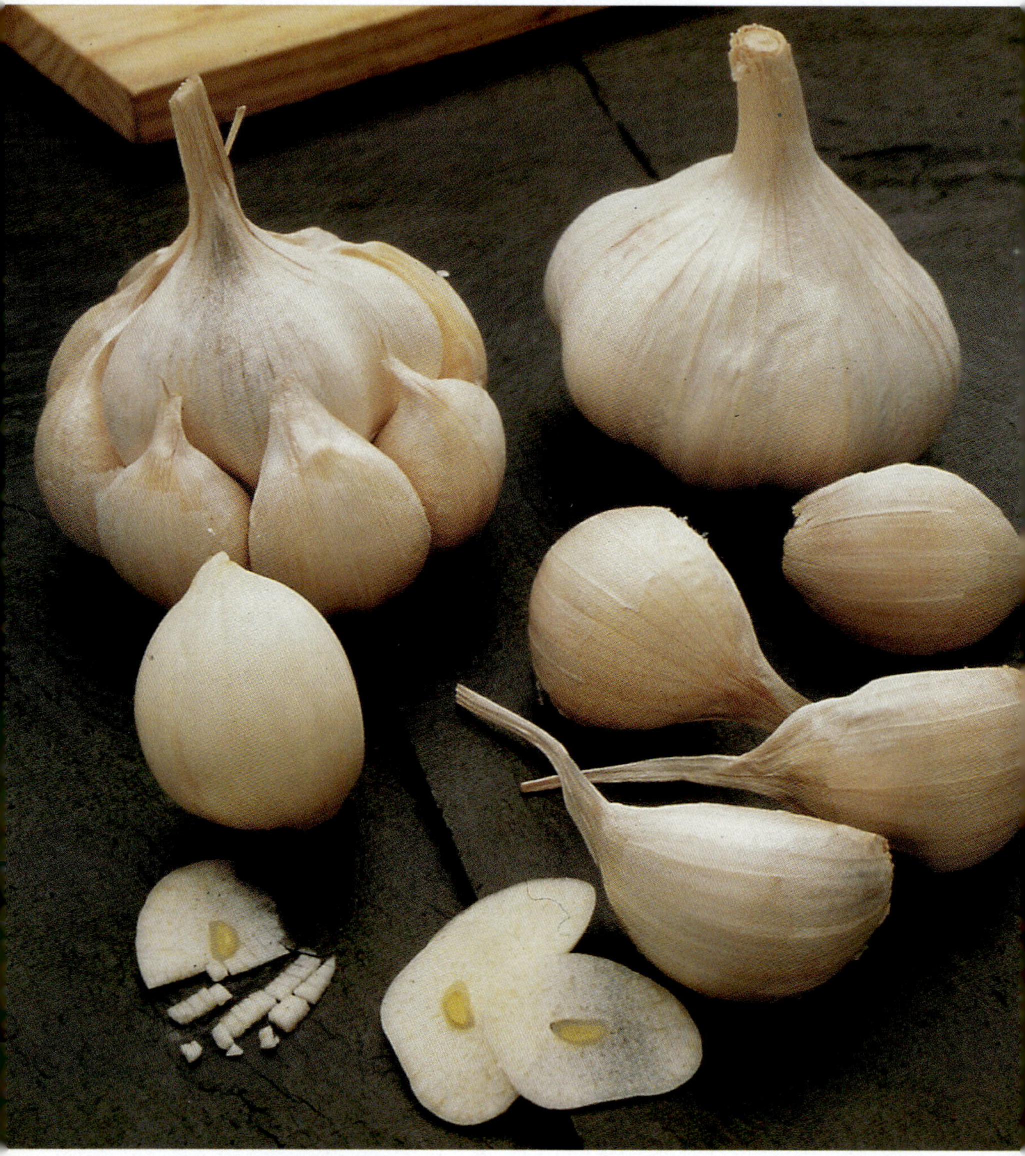

Un peu d'ail revenu dans de l'huile d'olive relèvera tous vos plats, même les plus simples (© Vilmorin)

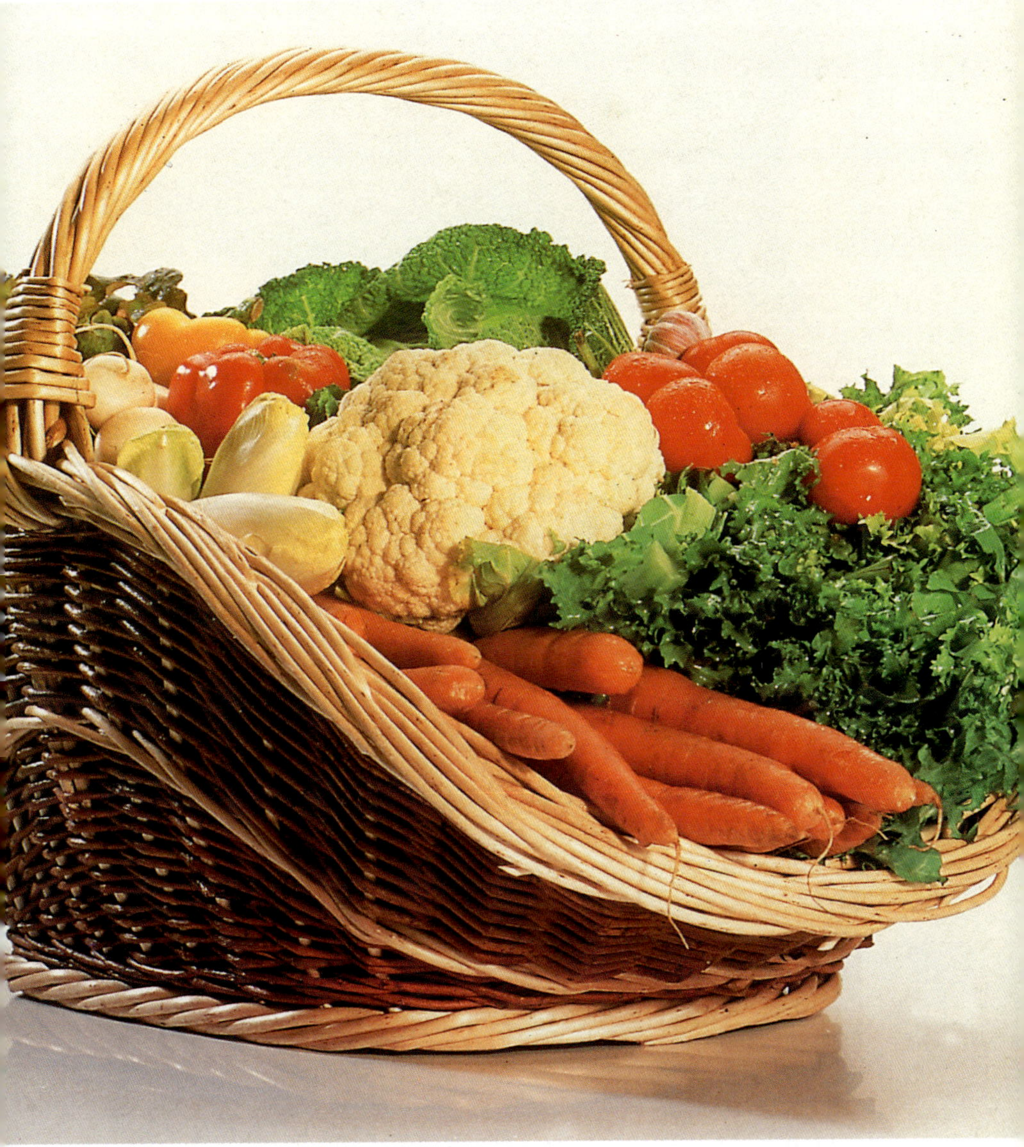

En crudités, en accompagnement ou dans une soupe, les légumes sont les meilleurs alliés d'une alimentation équilibrée (© E. Gueyne/Alpha Oméga)

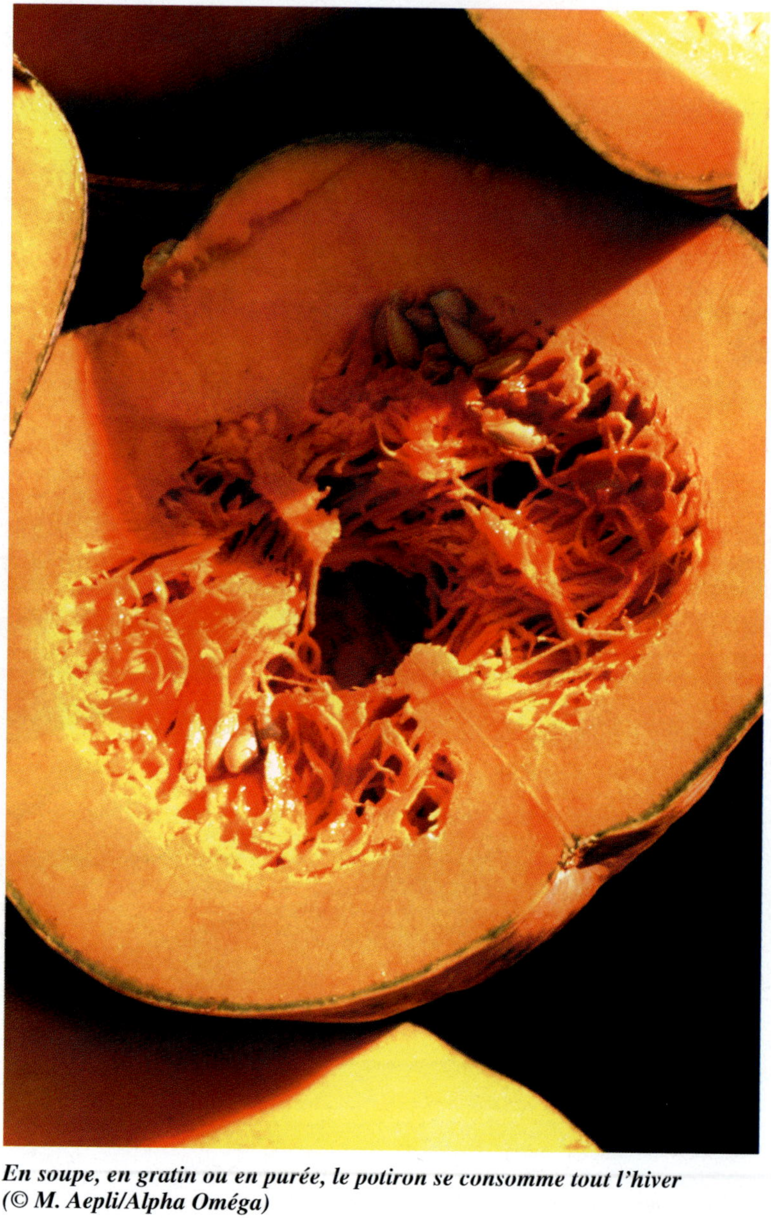

En soupe, en gratin ou en purée, le potiron se consomme tout l'hiver
(© M. Aepli/Alpha Oméga)

Roulades de saumon

4 tranches de saumon fumé
50 g de yaourt
50 g de maïs au naturel
1 cœur de laitue
1 tomate
ciboulette
sel

VALEUR DIETETIQUE PAR PERSONNE	
protéines	25 g
lipides	14 g
glucides	10 g
calories	270

Mélangez le yaourt au maïs bien égoutté.
Salez et ajoutez quelques brins de ciboulette hachés.
Lorsque le mélange est bien homogène, étalez-le sur les tranches de saumon. Enroulez-les sur elles-mêmes de manière à obtenir des roulades.
Servez sur un lit de laitue et de rondelles de tomates.

Salade de fruits et de fromage blanc

200 g de fromage blanc
1 yaourt
1 pêche
1 abricot
5 à 6 grains de raisin blanc
3 feuilles de laitue (pour garniture)

VALEUR DIETETIQUE PAR PERSONNE	
protéines	14 g
lipides	11 g
glucides	11 g
calories	200

A l'aide d'une cuillère en bois, mélangez bien le fromage blanc et le yaourt.
Pelez la pêche et l'abricot et coupez-les en quartiers.
Tapissez un petit saladier de feuilles de laitue, versez-y le fromage blanc mélangé au yaourt, disposez les quartiers de fruit et décorez avec les grains de raisin.

Salade de poulpe et de moules

200 g de poulpe
200 g de moules
1 poivron rouge
50 g de cresson
1 tomate
1 gousse d'ail
1 citron
laurier
huile d'olive
persil haché
sel et poivre

VALEUR DIETETIQUE PAR PERSONNE	
protéines	23 g
lipides	9 g
glucides	5 g
calories	195

Mettez le poulpe dans un récipient rempli d'eau froide à laquelle vous aurez ajouté quelques feuilles de laurier et le jus de citron. Allumez le feu et laissez cuire environ trente minutes après ébullition. Retirez le poulpe de l'eau et enlevez-lui la peau et le bec.
Pendant la cuisson du poulpe, grattez soigneusement les moules sous l'eau, mettez-les dans une casserole avec une cuillerée d'huile et une gousse d'ail écrasée. Couvrez et laissez cuire jusqu'à ce que les coques s'ouvrent. Enlevez les moules de leurs coques et mettez-les dans une terrine avec le poulpe coupé en morceaux.
Nettoyez le poivron en éliminant les graines et les filaments blancs et coupez-le en dés. Lavez le cresson et égouttez-le bien. Ajoutez les deux légumes dans la terrine et assaisonnez avec du persil haché, du sel et du poivre. Garnissez avec des tranches de tomates.

Sardines en terrine

200 g de sardines fraîches
1 verre de vinaigre
1 gousse d'ail
du persil
huile d'olive
sel et poivre

VALEUR DIETETIQUE PAR PERSONNE	
protéines	20 g
lipides	9 g
glucides	1 g
calories	180

Retirez les têtes et les arêtes des sardines et disposez-les dans une terrine. Recouvrez-les de vinaigre et laissez-les macérer pendant quelques heures. Hachez les feuilles de persil et la gousse d'ail, ajoutez une cuillère d'huile d'olive, une pincée de sel et de poivre et mélangez le tout jusqu'à obtention d'une sauce bien homogène.

Otez les sardines de la marinade, laissez-les égoutter, mettez-les dans une autre assiette et badigeonnez-les avec la sauce.

Remettez le tout au réfrigérateur et laissez les sardines s'imprégner toute une journée de cette marinade.

Scarole au chèvre frais

1 cœur de scarole
1 petite cuillère de pignons
1/2 chèvre frais
50 g de jambon blanc maigre en une seule tranche
1 tomate pas trop mûre
huile d'olive
sel

VALEUR DIETETIQUE PAR PERSONNE	
protéines	9 g
lipides	16 g
glucides	4 g
calories	180

Mettez le fromage dans un bol et écrasez-le avec une cuillère en bois en y ajoutant une pincée de sel et une petite cuillère d'huile. Disposez les pignons sur la plaque du four recouverte de papier d'aluminium et faites-les griller.
Coupez le jambon en tout petits cubes, lavez la tomate et coupez-la en morceaux.
Ouvrez le cœur de la scarole en écartant délicatement les feuilles, lavez-le et égouttez-le soigneusement. Placez-le sur une assiette, étalez le fromage sur les feuilles et répartissez les dés de jambon, les morceaux de tomate et les pignons grillés.

Tartines d'asperges

400 g d'asperges
4 tranches de pain de mie
1 cuillerée de gruyère râpé
1 petite cuillère d'huile
sel

VALEUR DIETETIQUE PAR PERSONNE	
protéines	8 g
lipides	9 g
glucides	25 g
calories	215

Liez les asperges en bottes et faites-les cuire dans une grande quantité d'eau salée, les pointes dirigées vers le haut. Egouttez-les lorsque les pointes seront tendres. Récupérez les parties les plus vertes.
Disposez les pointes d'asperge sur les tranches de pain de mie. Faites couler une goutte d'huile sur chaque pointe et saupoudrez les tranches du fromage râpé.
Enfournez à température moyenne pendant trois à quatre minutes. Servez sur un plat recouvert de feuilles de laitue.

Tartines express

3 jaunes d'œufs
100 g de parmesan râpé
1 pincée d'ail en poudre
1 petite cuillère de moutarde
6 tranches de pain complet
persil haché
sel et poivre

VALEUR DIETETIQUE PAR PERSONNE	
protéines	20 g
lipides	16 g
glucides	22 g
calories	320

Battez les jaunes d'œufs avec le parmesan râpé, une pincée de sel et de poivre, la petite cuillerée de moutarde, un soupçon de poudre d'ail et le persil haché.
Vous obtiendrez ainsi une sauce que vous tartinerez sur les tranches de pain.
Mettez les tartines au four en prenant soin de graisser légèrement la plaque afin d'éviter qu'elles attachent. Enfournez à four chaud, à environ 130 °C, pendant une quinzaine de minutes.

Toasts au céleri

4 tranches de pain de mie à la farine complète
1 céleri
1/2 yaourt
le jus de 1/2 citron
1 carotte
1 petite cuillère de moutarde forte
1 cuillère d'huile d'olive
sel

VALEUR DIETETIQUE PAR PERSONNE	
protéines	5 g
lipides	6 g
glucides	2 g
calories	160

Pelez le céleri et râpez-le dans une terrine. Assaisonnez avec le jus de citron et une pincée de sel. Ajoutez le yaourt, la moutarde et une cuillerée d'huile.
Mélangez bien le tout. Avec un couteau, ôtez la croute des tranches de pain de mie que vous passerez au four pendant quelques minutes. Laissez-les ensuite refroidir hors du four et étalez la sauce au céleri.
Décorez les toasts avec un peu de carottes râpées.

Toasts mozzarella-tomates

4 tranches de pain de mie
mozzarella
2 tomates mûres
2 filets d'anchois
2 fenouils
1 petite cuillerée d'huile d'olive

VALEUR DIETETIQUE PAR PERSONNE	
protéines	22 g
lipides	21 g
glucides	16 g
calories	340

Otez la croûte des tranches de pain de mie avant de les passer au four pendant quelques minutes.
Retirez-les du four et étendez une à deux tranches fines de mozzarella sur chaque tranche de pain, un petit morceau d'anchois et des quartiers de tomates.
Versez une goutte d'huile sur chaque tranche garnie et passez les toasts au four une seconde fois pendant cinq à six minutes. Servez avec des fenouils coupés en quartiers comme accompagnement.

Tourte de fromage blanc

150 g de fromage blanc
1 cuillerée de parmesan
1 carotte
1 courgette
huile d'olive
1 cuillère de chapelure
sel

VALEUR DIETETIQUE PAR PERSONNE	
protéines	8 g
lipides	12 g
glucides	13 g
calories	195

Faites bouillir dans l'eau salée la carotte grattée et la courgette, à laquelle vous aurez auparavant ôté les extrémités. Laissez bien égoutter les légumes et écrasez-les pour en faire un mélange que vous ajouterez au fromage blanc, au parmesan et à la chapelure. Ajoutez éventuellement quelques gouttes d'huile d'olive et quelques cuillères d'eau chaude.

Enduisez d'un peu d'huile un plat à rôti et mettez-y le mélange. Laissez cuire pendant une vingtaine de minutes à 200 °C. Vous pouvez conserver ce plat au réfrigérateur pendant deux à trois jours.

Viande marinée

200 g de viande bouillie
1/2 oignon
1 verre de vinaigre
1/2 verre de vin blanc sec
sauge et romarin
huile d'olive

VALEUR DIETETIQUE PAR PERSONNE	
protéines	22 g
lipides	8 g
glucides	2 g
calories	170

Hachez l'oignon et faites-le revenir dans une cuillerée d'huile.
Ajoutez le verre de vinaigre et les feuilles de sauge et de romarin. Laissez le vinaigre s'évaporer et ajoutez le vin éventuellement coupé d'un peu d'eau. Laissez le tout sur le feu pendant quelques minutes.
Coupez en dés la viande de bœuf bouillie, mettez-la dans une terrine et recouvrez-la de la marinade.
Laissez reposer pendant au moins deux à trois heures en retournant la viande de temps à autre pour que tous les morceaux s'imprègnent bien.

PLATS UNIQUES

Endives au jambon

100 g de jambon cuit maigre
4 endives (env. 400 g)
50 g de fromage à gratin
1 à 2 cuillères d'huile d'olive

VALEUR DIETETIQUE PAR PERSONNE	
protéines	12 g
lipides	15 g
glucides	8 g
calories	220

Faites cuire les endives à la vapeur pendant quelques minutes ou ébouillantez-les dans un peu d'eau, puis essorez-les légèrement.
Enroulez-les dans les tranches de jambon blanc et fermez ces roulades avec un ou deux cure-dents en bois.
Placez les roulades dans un plat en pyrex enduit d'huile d'olive, et recouvrez le tout avec des tranches de fromage à gratin (gruyère ou autre fromage maigre à fondre).
Mettez à four chaud (200 °C) pendant quelques minutes. Vous pouvez également recouvrir le plat d'un couvercle et le mettre sur flamme moyenne pendant quelques minutes.

Goulasch de haricots rouges

90 g de haricots rouges
1/2 oignon
10 g d'huile d'olive
1 gousse d'ail
1 pincée de piment
1 poivron rouge
120 g de champignons de Paris
1/2 pomme de terre
1 petite cuillerée de paprika
1 pincée de thym
1 cuillerée de purée de tomates
sel et poivre

VALEUR DIETETIQUE PAR PERSONNE	
protéines	12 g
lipides	5 g
glucides	34 g
calories	230

Faites tremper les haricots pendant toute une nuit. Hachez l'oignon finement et écrasez la gousse d'ail. Coupez le poivron rouge en dés (après en avoir ôté les filaments et les graines), ainsi que les champignons et la pomme de terre. Egouttez les haricots, mettez-les dans une casserole, et recouvrez-les d'une grande quantité d'eau. Portez à ébullition et faites cuire pendant une dizaine de minutes. Réduisez le feu, couvrez la casserole et laisser frémir pendant quarante minutes. Egouttez à nouveau, mais en conservant l'eau de cuisson. Faites chauffer l'huile où vous ferez roussir l'oignon, puis ajouter l'ail, le piment rouge, le poivron et les champignons. Couvrez et laissez sur le feu pendant quinze à vingt minutes. Ajoutez les haricots cuits, la pomme de terre, le paprika, le thym et la purée de tomates. Laissez mijoter pendant trente minutes, en ajoutant, si nécessaire, de l'eau de cuisson des haricots. Salez et poivrez.

Gratin de riz aux légumes

200 g de riz
2 tranches fines de gruyère
1 aubergine
1 poivron
1 courgette
2 tomates
1 oignon
1 à 2 cuillères d'huile
1/2 sachet de safran
3 à 4 l de bouillon
sel et poivre

VALEUR DIETETIQUE PAR PERSONNE	
protéines	15 g
lipides	10 g
glucides	100 g
calories	550

Coupez l'oignon en tranches fines que vous répartirez entre deux casseroles, en versant dans chacune d'elle un peu d'huile. Faites revenir l'oignon de part et d'autre. Ajoutez le riz dans une casserole et les légumes épluchés et coupés en petits morceaux dans l'autre. Versez dans chacune la moitié du bouillon chaud. Cinq minutes avant la fin de la cuisson, ajoutez le safran.
Salez et poivrez les légumes et laissez-les encore cuire à feu doux. Huilez légèrement un moule et versez-y la moitié du riz, que vous recouvrirez des tranches de fromage, puis du reste du riz.
Pressez bien le tout et mettez le riz à four chaud pendant une dizaine de minutes.
Servez le gratin, chaud ou froid, avec les légumes que vous aurez fait cuire à l'étouffée.

Omelette de champignons au poulet

3 œufs
2 cuillerées de yaourt
1/2 blanc de poulet
200 g de champignons de Paris
1/2 verre de lait
1 cuillère de marsala
2 cuillerées d'huile
1 cuillère de fromage râpé
persil
sel et poivre

VALEUR DIETETIQUE PAR PERSONNE	
protéines	25 g
lipides	20 g
glucides	5 g
calories	300

Aplatissez le blanc de poulet et grillez-le jusqu'à ce qu'il soit bien cuit, en ajoutant une dose de marsala en fin de cuisson. Salez et poivrez. Coupez-le en fines lamelles.
Coupez également les champignons en tranches fines après les avoir bien nettoyés et faites-les sauter dans une poêle dans un peu d'huile. Faites les cuire pendant dix minutes à feu doux en les aspergeant de lait.
Ajoutez le poulet dans la poêle et liez avec le yaourt. Continuez la cuisson pendant quelques minutes. Battez au fouet les œufs, une pincée de sel, un soupçon de poivre, quelques cuillerées de lait et le fromage râpé.
Réchauffez l'huile dans une poêle et versez-y la moitié des œufs battus, que vous ne ferez cuire que d'un côté en les ayant recouverts de la moitié du mélange poulet-champignons, parsemé du hachis de persil. Refermez cette première omelette et conservez-la au chaud. Répétez cette opération avec l'autre moitié du mélange. Vous pouvez terminer ce repas avec un fruit.

Osso buco à la milanaise

2 jarrets de veau de 180 g l'un, os à moelle compris
4 petites cuillères d'huile
1 hachis d'oignon, carotte, céleri et ail (une gousse)
1 pincée de marjolaine
écorce de 1/2 citron
1 tomate mûre
2 cuillères de vin blanc sec
1 verre de bouillon de viande
1 cuillère de farine
15 g de sel
un peu de poivre

VALEUR DIETETIQUE PAR PERSONNE	
protéines	25 g
lipides	15 g
glucides	6 g
calories	260

Réchauffez l'huile dans une cocotte, farinez les jarrets et faites-les revenir sur les deux faces. Ajoutez une cuillère bien pleine du hachis de légumes et d'ail et faites blondir le mélange. Mouillez avec le vin et faites réduire le liquide à feu moyen. Ajoutez la chair de tomates coupée en dés et continuez la cuisson en faisant bien attention à ce que cela n'attache pas au fond. Ajoutez le bouillon, puis de l'eau chaude petit à petit, pour éviter que la sauce ne devienne trop épaisse. Après une petite heure de cuisson, disposez les jarrets sur un plat en les recouvrant de sauce. Comme accompagnement, une salade mixte conviendra tout à fait.

Panade au son

250 g de pain de son rassis
0,75 l de lait écrémé
1 ou 2 cuillères d'huile d'olive
2 jaunes d'œufs
2 cuillères de parmesan

VALEUR DIETETIQUE PAR PERSONNE	
protéines	22 g
lipides	10 g
glucides	90 g
calories	540

Coupez le pain rassis en morceaux que vous mettrez dans une casserole avec le lait.
Faites cuire à feu doux jusqu'à ce que le pain ait bien gonflé en absorbant tout le lait. Ajoutez l'huile d'olive, le parmesan, les deux jaunes d'œufs et mélangez bien le tout. Si vous avez l'impression que la panade est trop épaisse, diluez en ajoutant un peu de lait.
Servez bien chaud.

Pappardelles à la viande

150 g de pappardelles (pâtes longues et plates en rubans)
50 g de viande hachée maigre (de bœuf)
50 g de mortadelle hachée
1/2 oignon
1/2 carotte
1/2 branche de céleri
100 g de tomates pelées
1/2 verre de vin blanc
2 cuillères d'huile d'olive
sel et poivre

VALEUR DIETETIQUE PAR PERSONNE	
protéines	19 g
lipides	10 g
glucides	75 g
calories	450

Epluchez et hachez finement ensemble l'oignon, la carotte et le céleri. Réchauffez l'huile dans une poêle et faites rissoler le hachis de légumes. Faites cuire à feu doux pendant quelques minutes, en rajoutant, si nécessaire, quelques cuillerées d'eau chaude.

Mélangez la mortadelle et la viande hachée, mettez-les dans la poêle, mouillez avec le vin blanc et remuez jusqu'à ce que celui-ci se soit évaporé. Ajoutez les tomates pelées, salez et poivrez, et continuez la cuisson sur feu doux pendant une heure environ. Si la sauce est trop dense, allongez-la avec un peu d'eau bouillante.

Faites cuire les pappardelles, égouttez-les bien et servez-les avec la sauce bien chaude. Vous pouvez compléter ce plat riche et savoureux avec un fruit de saison ou une salade verte.

Pâtes aux aubergines et au jambon

100 g de pâtes à la farine complète
2 aubergines de taille moyenne
1 gousse d'ail
huile d'olive
1 verre de bouillon de légumes
100 g de jambon blanc
sel et poivre

VALEUR DIETETIQUE PAR PERSONNE	
protéines	13 g
lipides	8 g
glucides	45 g
calories	310

Nettoyez les aubergines, pelez-les et coupez-les en dés. Faites roussir dans une poêle la gousse d'ail que vous aurez écrasée avec le dos de la fourchette. Enlevez-la dès qu'elle commence à noircir. Mettez les aubergines dans la poêle, remuez-bien et, si nécessaire, ajoutez quelques cuillerées de bouillon de légumes et d'eau chaude. Hachez le jambon et mélangez-le aux aubergines dès que celles-ci commenceront à s'attendrir.
Faites cuire les pâtes « al dente » dans de l'eau bouillante, passez-les brièvement sous l'eau froide, égouttez-les et mélangez-les aux aubergines. Remuez bien pour que les pâtes s'imprègnent de la sauce et éteignez le feu. C'est un plat que vous pouvez déguster aussi bien froid que chaud.

Pâtes aux courgettes

100 g de pâtes
200 g de courgettes
60 g de mozzarella
1 à 2 cuillères d'huile d'olive
feuilles de basilic
sel et poivre

VALEUR DIETETIQUE PAR PERSONNE	
protéines	14 g
lipides	11 g
glucides	45 g
calories	335

Procurez-vous, si possible, des petites courgettes nouvelles, dont vous couperez les bouts, avant de les découper en rondelles.
Faites chauffer l'huile dans une poêle et faites sauter les courgettes à feu vif pendant une minute, sans cesser de remuer avec une cuillère en bois.
Baissez le feu et continuez la cuisson en ajoutant quelques cuillerées d'eau. Faites cuire les pâtes dans de l'eau légèrement salée et égouttez-les après les avoir rapidement passées sous l'eau froide. Ajoutez aux courgettes les pâtes, la mozzarella taillée en dés, de nombreuses feuilles de basilic et une pincée de sel. Remuez bien et faites sauter dans la poêle jusqu'à ce que la mozzarella commence à filer.

Pâtes aux haricots blancs

40 g de haricots secs
60 g de pâtes courtes
10 g d'huile
1/2 oignon
0,50 l de bouillon de légumes
sel et poivre

VALEUR DIETETIQUE PAR PERSONNE	
protéines	10 g
lipides	4 g
glucides	40 g
calories	240

Faites tremper les haricots dans l'eau tiède pendant au moins vingt-quatre heures.
Coupez finement l'oignon et faites-le revenir dans une casserole avec l'huile d'olive. Ajoutez les haricots bien égouttés et recouvrez de bouillon. Portez à ébullition et continuez la cuisson pendant une vingtaine de minutes. Lorsqu'elle est quasiment terminée, ajoutez les pâtes. Salez, poivrez. Si vous préférez une version plus crémeuse, vous pouvez passer les haricots au moulin à légumes ou les écraser à la fourchette.

Roast-beef aux légumes et à l'orge

250 g de roast-beef (deux tranches)
2 pommes de terre moyennes
2 tomates
100 g d'orge
6 à 7 olives noires
100 g de haricots verts cuits à la vapeur
2 filets d'anchois
persil
huile d'olive
sel et poivre en grains

VALEUR DIETETIQUE PAR PERSONNE	
protéines	30 g
lipides	15 g
glucides	65 g
calories	520

Faites cuire l'orge dans une grande quantité d'eau et les pommes de terre en robe de chambre. Grillez rapidement les tranches de roast-beef, qui doivent rester plutôt saignantes. Avec un couteau effilé, recoupez la viande en tranches très fines, que vous disposerez directement sur l'assiette. Entourez la viande des pommes de terre bouillies et pelées. Lorsque l'orge est cuit mais encore légèrement croquant, passez-le sous l'eau froide, égouttez-le, versez-le dans un saladier et agrémentez-le de petits morceaux d'anchois (sans leur huile), de haricots verts coupés en dés, de persil haché, d'un peu d'huile d'olive, de sel et de poivre.
Mélangez bien le tout et disposez-le sur l'assiette autour des pommes de terre. Décorez avec les olives et les tomates coupées en quartiers. Comme accompagnement, une belle laitue fraîche convient à merveille.

Salade aux noix fraîches

100 g de cresson
5 à 6 radis
5 à 6 champignons de Paris
2 œufs
1 oignon nouveau
1/2 pot de yaourt maigre
5 noix fraîches
50 g de mâche
1 brin de basilic
huile d'olive
sel

VALEUR DIETETIQUE PAR PERSONNE	
protéines	15 g
lipides	15 g
glucides	5 g
calories	215

Faites cuire les œufs pendant une dizaine de minutes. Passez-les sous l'eau froide, écaillez-les et coupez-les en quartiers.
Epluchez et lavez le cresson et la mâche. Nettoyez les champignons, que vous couperez en rondelles. Disposez le tout dans un saladier.
Hachez le basilic et un petit morceau d'oignon nouveau et mélangez-les au yaourt maigre. Coupez les noix fraîches en morceaux, lavez et coupez les radis. Ajoutez à la salade les quartiers d'œuf, les radis en tranches, la partie blanche de l'oignon nouveau taillé en anneaux et les noix fraîches. Salez et assaisonnez avec la sauce au yaourt. Vous pouvez éventuellement y ajouter quelques gouttes d'huile d'olive.
Complétez le repas avec du pain grillé et un fruit de saison.

Salade de poulet

100 g de blanc de poulet
1 œuf dur
1 feuille de laurier
1/2 carotte
1 branche de céleri
1 petit oignon
20 g de petits légumes conservés dans le vinaigre
50 g d'oseille
100 g de fenouil
50 g de saucisses de Strasbourg
20 g d'huile d'olive
vinaigre et sel

VALEUR DIETETIQUE PAR PERSONNE	
protéines	20 g
lipides	20 g
glucides	6 g
calories	285

Faites cuire les blancs de poulet dans un peu d'eau bouillante légèrement salée. Pour donner un peu plus de goût à la viande, mettez dans cette eau une feuille de laurier, la moitié d'une carotte, un morceau de céleri en branche et un petit oignon.
Coupez ensuite le poulet en petits morceaux que vous ajouterez, dans une terrine, à l'œuf dur coupé en tranches et à la saucisse taillée en fines rondelles. Ajoutez la salade coupée finement et les légumes. Assaisonnez avec de l'huile, une pincée de sel et quelques gouttes de vinaigre de vin. Salez modérément, l'oseille et les petits légumes donnant déjà beaucoup de goût au plat.

Salade de poulpe, crevettes, pommes de terre et oseille

200 g de poulpe
100 g de crevettes
2 pommes de terre moyennes
100 g d'oseille
20 g d'huile d'olive
jus de citron à volonté
sel et poivre

VALEUR DIETETIQUE PAR PERSONNE	
protéines	20 g
lipides	12 g
glucides	22 g
calories	280

Faites cuire le poulpe dans l'eau, à petite flamme (on dit que le poulpe devient particulièrement tendre si l'on ajoute un bouchon de liège à l'eau de cuisson). Nettoyez-le et coupez-le en morceaux.
Faites cuire les crevettes à la vapeur et décortiquez-les. Parallèlement, faites cuire les pommes de terre, pelez-les pendant qu'elles sont encore chaudes et coupez-les en morceaux.
Prenez un saladier pour y mettre le poulpe, les crevettes, les pommes de terre et l'oseille.
Ajoutez l'huile, le jus de citron, salez et poivrez à votre goût. Mélangez soigneusement le tout.

Soupe de lentilles

60 g de lentilles sèches
20 g de pâtes courtes
1/2 oignon
60 g de tomates pelées
10 g d'huile d'olive
un peu de bouillon de légumes
1 pincée de piment rouge

VALEUR DIETETIQUE PAR PERSONNE	
protéines	10 g
lipides	7 g
glucides	39 g
calories	260

Mettez les lentilles à tremper dans de l'eau tiède pendant douze heures au moins — comptez une nuit entière. Vous pourrez ensuite les cuire et les égoutter.
Dans une casserole, faites roussir légèrement l'oignon finement haché dans l'huile, ainsi que les tomates pelées.
Complétez avec les lentilles bien égouttées et recouvrez avec du bouillon de légumes.
Laissez cuire le tout pendant environ une demi-heure, puis ajoutez les pâtes et laissez sur le feu jusqu'à ce que ces dernières soient cuites à votre goût.
Eteignez le feu et pimentez à votre convenance.

Spaghettis aux champignons et au jambon

100 g de spaghettis
200 g de champignons
100 g de jambon fumé
1 verre de marsala
2 cuillerées de parmesan
1 petit oignon
quelques feuilles de sauge
2 cuillerées de yaourt
2 cuillères d'huile
sel et poivre

VALEUR DIETETIQUE PAR PERSONNE	
protéines	18 g
lipides	13 g
glucides	45 g
calories	370

Hachez l'oignon et faites-le rissoler dans l'huile, en ajoutant peu à peu le jambon coupé en dés et les champignons nettoyés et coupés en fines lamelles.
Remuez bien le tout, salez, poivrez et ajoutez des feuilles de sauge à volonté. Mouillez le mélange avec le marsala.
Attendez que le vin s'évapore et poursuivez la cuisson jusqu'à ce que tout soit bien cuit, en ajoutant si nécessaire quelques cuillerées d'eau chaude et de yaourt. Faites cuire les spaghettis dans beaucoup d'eau salée, passez-les rapidement sous l'eau froide et égouttez-les. Versez-les dans un plat en pyrex, ajoutez la sauce au jambon et aux champignons, parsemez de parmesan et mettez au four pour quelques minutes. Complétez le repas avec une salade mixte ou un fruit.

Tartines à l'italienne

150 g de viande de bœuf bouillie
1 cœur de céleri
1 tomate
1/2 poivron
huile d'olive
vinaigre
sel et poivre
quelques tranches de pain de campagne rassis

VALEUR DIETETIQUE PAR PERSONNE	
protéines	18 g
lipides	7 g
glucides	5 g
calories	160

Passez rapidement les tranches de pain sous l'eau et disposez-les sur le fond d'un plat. Lavez et épluchez les légumes et coupez-les en tout petits morceaux. Coupez la viande en dés. Disposez les morceaux de viande, puis les légumes, sur les tranches de pain. Faites une vinaigrette avec le vinaigre, l'huile d'olive, le sel et le poivre, et servez-vous en pour assaisonner les tartines. Rien ne vous empêche de les décorer avec des olives vertes et noires.

ENTREES

Crème d'artichauts

300 g d'artichauts nouveaux
1 petite pomme de terre
1 verre de lait
1/2 oignon
1 verre de bouillon de légumes
huile d'olive
sel et poivre

VALEUR DIETETIQUE PAR PERSONNE	
protéines	6 g
lipides	1 g
glucides	10 g
calories	80

Hachez finement l'oignon, nettoyez et coupez en morceaux les artichauts, après en avoir éliminé les parties non comestibles. Pelez la pomme de terre et coupez-la en cubes.
Réchauffez l'huile dans une grande casserole et faites rissoler le hachis d'oignon à feu doux pendant quatre à cinq minutes. Ajoutez les artichauts et la pomme de terre et continuez la cuisson pendant encore cinq minutes. Versez alors le lait et le bouillon, portez à ébullition, couvrez et laissez cuire pendant environ trente minutes. Laissez refroidir et passez le tout au mixeur. Salez et poivrez.
Remettez la crème d'artichauts sur le feu pendant un moment, si vous désirez la déguster chaude mais vous pouvez également la consommer froide.

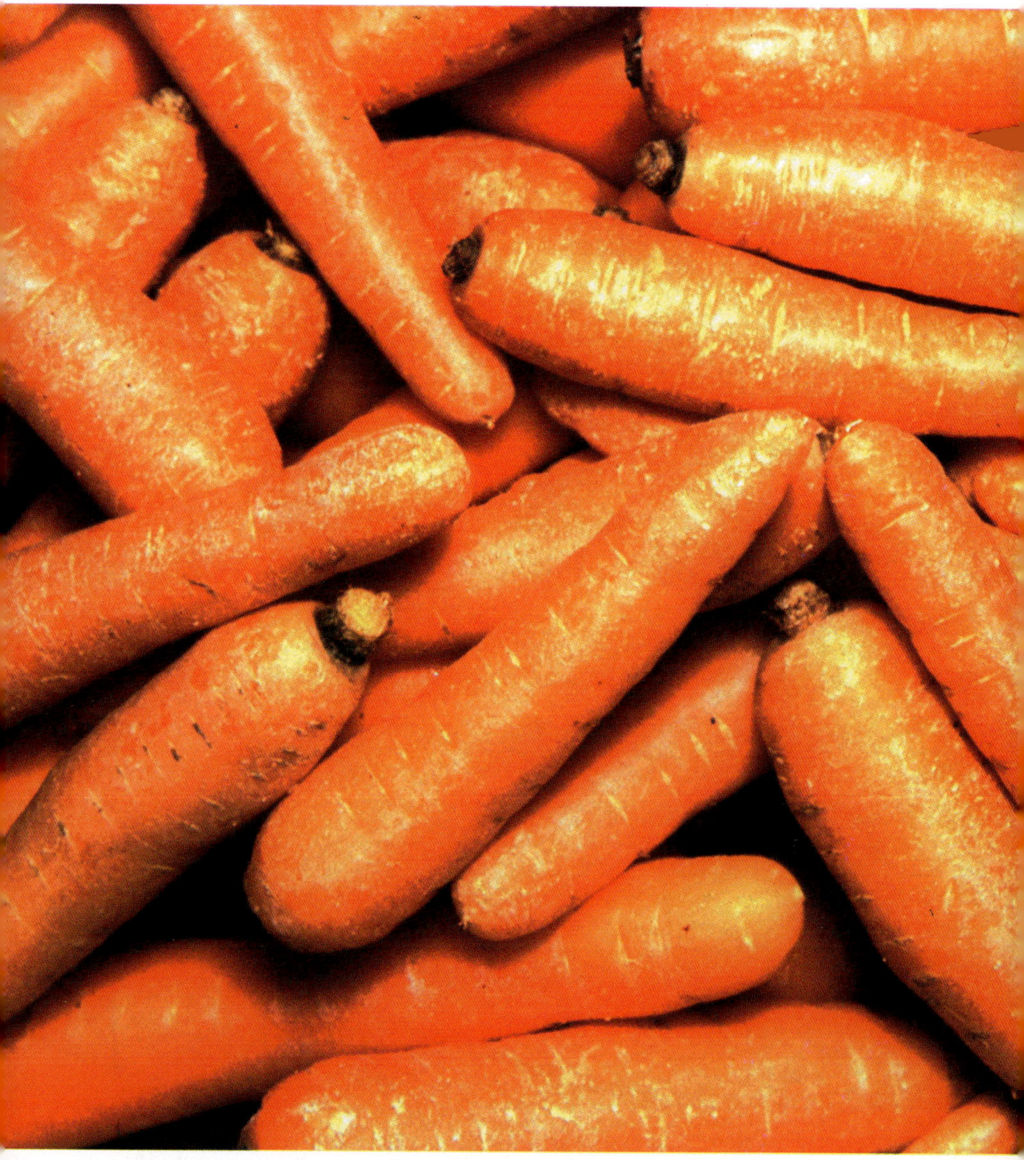

Les carottes sont une source importante de vitamine A
(© J. Pole/Alpha Oméga)

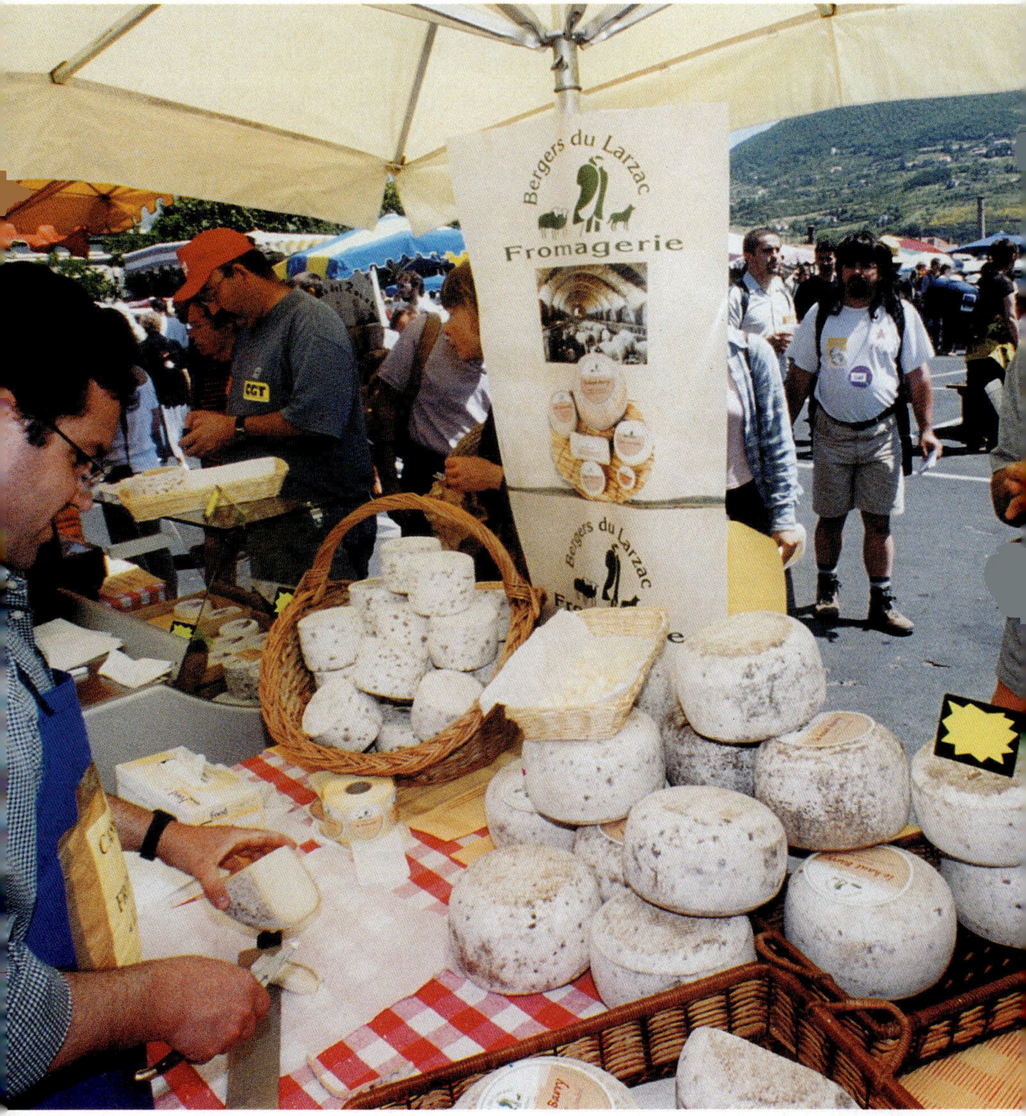

En période de régime, il est bien sûr préférable de se contenter de fromages maigres (© G. Bouquillon/Alpha Oméga)

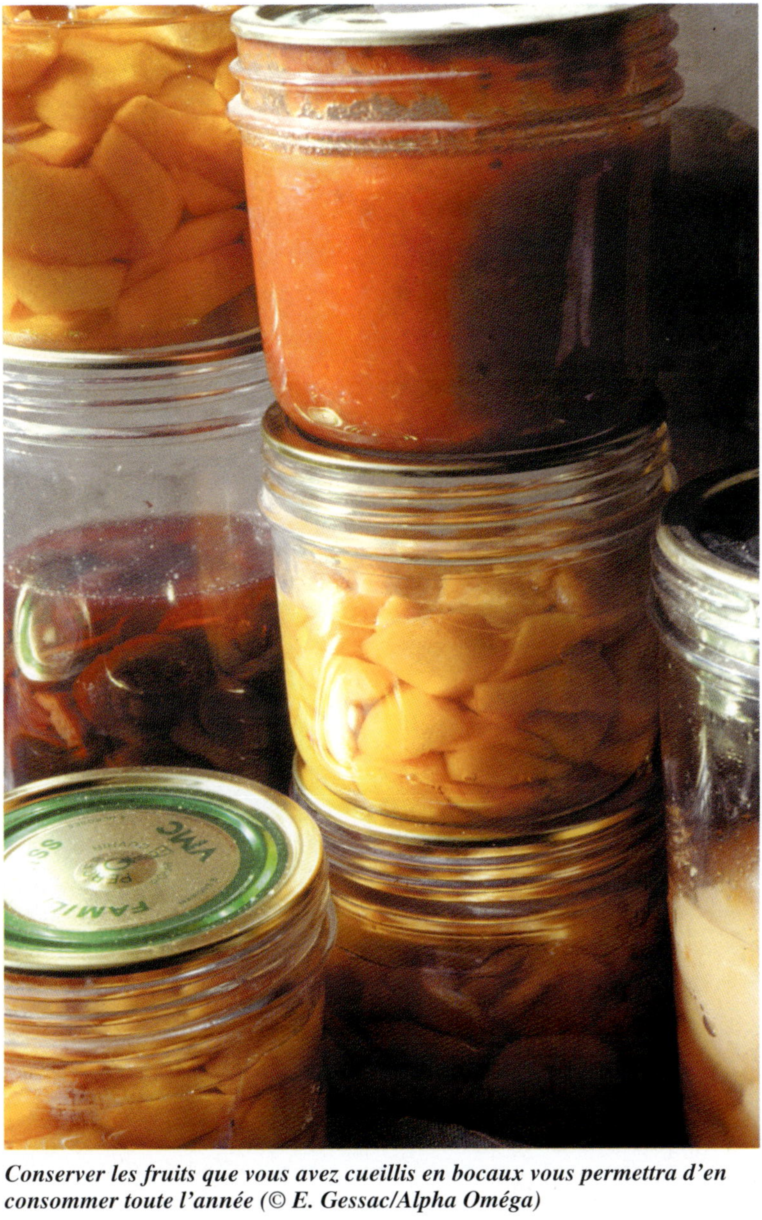

Conserver les fruits que vous avez cueillis en bocaux vous permettra d'en consommer toute l'année (© E. Gessac/Alpha Oméga)

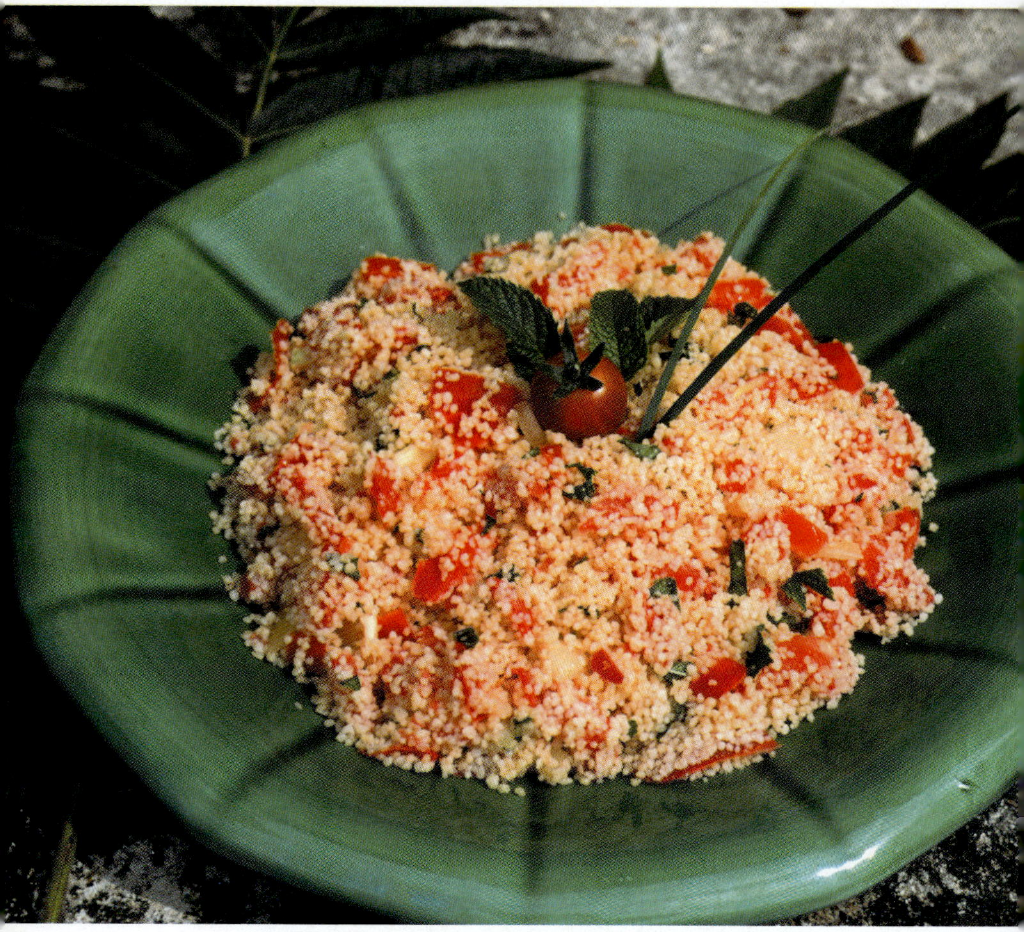

Le taboulé est une entrée particulièrement recommandée pour l'été (© E. Gessac/Alpha Oméga)

Crème de petits pois

200 g de petits pois écossés
10 g d'huile
10 g de farine blanche
1 échalote
0,50 l de bouillon de légumes
des croûtons de pain
sel et poivre

VALEUR DIETETIQUE PAR PERSONNE	
protéines	6 g
lipides	4 g
glucides	20 g
calories	140

Hachez finement l'échalote et faites-la légèrement revenir dans une casserole avec l'huile. Faites chauffer le bouillon de légumes et versez-le dans la casserole. Lorsque le mélange est à nouveau en ébullition, ajoutez les petits pois et laissez mijoter à feu vif pendant une quinzaine de minutes.
En utilisant la farine, un peu de liquide de cuisson et quelques gouttes d'huile, formez une pâte que vous incorporerez à la soupe en ébullition afin de l'épaissir. Salez et poivrez.
Passez la crème au mixeur après l'avoir laissée refroidir un instant et servez en accompagnement des croûtons de pain dorés au four.

Gnocchis de polenta au son

150 g de farine de maïs pour polenta
50 g de son
1 à 2 cuillères d'huile d'olive
des feuilles de sauge à volonté
un peu de parmesan
sel

VALEUR DIETETIQUE PAR PERSONNE	
protéines	8 g
lipides	7 g
glucides	70 g
calories	375

Préparez une polenta composée de farine de maïs et de son. Pour éviter les grumeaux, mélangez bien la farine et le son et jetez-les dans l'eau avant qu'elle ne commence à frémir.
Faites cuire la polenta pendant au moins trente minutes et étalez-la sur la table de manière à ce qu'elle ait une certaine épaisseur. Déposez sur la plaque du four légèrement huilée les petits morceaux de polenta que vous prendrez avec une cuillère. Faites chauffer l'huile avec la sauge et versez-la goutte à goutte sur les gnocchis. Saupoudrez de fromage et mettez au four à 150 °C pendant quinze minutes.
Faites attention à ne pas faire roussir les gnocchis, qui seraient alors trop secs. Si besoin est, versez un peu de lait dessus. Dégustez-les encore chauds.

Macaronis aux trois fromages

150 g de macaronis
20 g de gouda
20 g de gruyère
20 g de parmesan
30 g de lait écrémé
persil
sel

VALEUR DIETETIQUE PAR PERSONNE	
protéines	18 g
lipides	16 g
glucides	65 g
calories	480

Dans une casserole, versez le lait que vous mélangerez à un verre d'eau. Ajoutez le persil et faites bouillir le tout à feu doux pendant quelques minutes. Ajoutez ensuite le parmesan et le gruyère rapé, ainsi que le gouda coupé en petits morceaux. Remuez bien avec la cuillère et continuez la cuisson pendant quelque temps, toujours à feu doux.
Parallèlement, faites cuire les pâtes dans de l'eau légèrement salée. Passez rapidement les pâtes sous l'eau froide lorsqu'elles sont cuites, égouttez-les bien et versez-les dans la casserole de fromages, que vous laisserez encore un peu sur le feu, en remuant sans arrêt pour que les fromages n'attachent pas.

Nouilles aux courgettes

120 g de nouilles
200 g de courgettes nouvelles
1/2 oignon
100 g de tomates pelées
huile d'olive
persil haché
sel et poivre

VALEUR DIETETIQUE PAR PERSONNE	
protéines	6 g
lipides	5 g
glucides	60 g
calories	310

Nettoyez les courgettes dont vous couperez les bouts et coupez-les en rondelles pas trop fines.
Hachez finement l'oignon et faites-le blondir dans une poêle avec une cuillère d'huile d'olive. Ajoutez les courgettes et remuez bien en versant, si nécessaire, quelques cuillerées d'eau chaude. Lorsque les courgettes sont bien tendres, ajoutez les tomates pelées et continuez la cuisson.
Parallèlement, faites cuire les nouilles « al dente » dans une grande quantité d'eau salée, passez-les ensuite sous l'eau froide et égouttez-les. Mettez les nouilles dans la poêle avec les courgettes, mélangez bien le tout, salez, poivrez et parsemez de persil haché.

Pappardelles aux épinards

120 g de pappardelles (pâtes longues et plates en rubans)
100 g d'épinards cuits à l'eau
1 gousse d'ail
2 cuillerées d'huile d'olive
1 petite cuillère de parmesan
persil
sel et poivre

VALEUR DIETETIQUE PAR PERSONNE	
protéines	5 g
lipides	6 g
glucides	50 g
calories	280

Egouttez soigneusement les épinards cuits à l'eau, hachez-les et faites-les revenir dans une poêle avec un peu d'huile et la gousse d'ail écrasée avec le dos de la fourchette. Lorsque l'ail commence à brunir, ôtez-le. Salez et poivrez.
Faites cuire les pappardelles dans une grande quantité d'eau salée. Egouttez-les, passez-les sous un jet d'eau froide et versez-les dans la poêle avec les épinards. Mélangez bien le tout et saupoudrez de persil haché.
Ajoutez un nuage de parmesan pour parfumer le tout.

Penne rigate au fromage de brebis

100 g de penne rigate
2 cuillères d'huile d'olive
2 tomates
1/2 oignon frais
20 g de fromage de brebis
1 bouillon de légumes en cube
1 botte de blettes
1 tranche de jambon cuit

VALEUR DIETETIQUE PAR PERSONNE	
protéines	8 g
lipides	10 g
glucides	50 g
calories	240

Coupez l'oignon en tranches minces et faites-le revenir dans une casserole avec un peu d'eau. Ajoutez les tomates en tranches, et laissez cuire à feu moyen pendant une dizaine de minutes. Pendant ce temps, faites cuire les penne dans de l'eau en ajoutant le bouillon cube de légumes.
Egouttez les pâtes lorsqu'elles sont cuites « al dente », après les avoir passées rapidement sous l'eau froide. Faites-les sauter avec quelques tranches fines de fromage de brebis, mélangez bien le tout et assaisonnez avec un peu d'huile d'olive.
Présentez les pâtes sur un lit de feuilles de blettes et décorez avec le jambon enroulé sur lui-même comme une fleur.
La même recette peut être également utilisée avec du riz.

Riz au persil

150 g de riz
1/2 branche de céleri
1/2 oignon
1 carotte
1/2 verre de bouillon de légumes
20 g de gruyère râpé
persil
poivre et piment

VALEUR DIETETIQUE PAR PERSONNE	
protéines	8 g
lipides	2 g
glucides	60 g
calories	290

Nettoyez et hachez l'oignon avec la carotte et la demi-branche de céleri. Mettez le hachis de légumes dans une casserole et braisez-le avec le bouillon de légumes.
Au bout de dix minutes, ajoutez le riz et la quantité de bouillon nécessaire à sa cuisson. Parsemez d'un hachis de persil frais et de gruyère râpé.
Mélangez bien le tout et relevez ce plat de poivre et d'un peu de piment.

Riz aux cœurs d'artichauts

100 g de riz
100 g de cœurs d'artichauts
2 petites cuillères de parmesan
1/2 oignon
1 à 2 cuillères d'huile d'olive
1 bouillon de viande ou de légumes en cube

VALEUR DIETETIQUE PAR PERSONNE	
protéines	7 g
lipides	10 g
glucides	47 g
calories	310

Diluez le bouillon cube dans quatre tasses d'eau chaude pour obtenir la quantité de bouillon nécessaire.
Coupez l'oignon en tranches très fines dans une casserole où vous le ferez cuire doucement avec un peu de bouillon.
Ajoutez les cœurs d'artichauts coupés en tranches, après avoir pris soin d'enlever les parties non comestibles.
Continuez la cuisson à feu moyen pendant environ une quinzaine de minutes, en ajoutant progressivement le bouillon. Jetez le riz dans la casserole, remuez soigneusement et continuez la cuisson en ajoutant du bouillon de temps à autre.
Eteignez le feu au bout de quinze minutes, ajoutez l'huile et le parmesan. Mélangez bien le tout et laissez gonfler le riz pendant quelques minutes.

Soupe à l'oignon

700 g d'oignons
4 cuillères d'huile d'olive
1 l de bouillon
1 bouquet garni (persil, basilic et laurier)
4 tranches de pain
sel et poivre

VALEUR DIETETIQUE PAR PERSONNE	
protéines	6 g
lipides	10 g
glucides	50 g
calories	330

Faites chauffer l'huile d'olive dans une casserole et jetez-y les oignons hachés. Laissez cuire à feu doux en ajoutant du bouillon de temps à autre jusqu'à ce que les oignons se soient défaits, en veillant à ce qu'ils ne noircissent pas.
Vous pouvez alors ajouter le reste du bouillon. Relevez avec du sel et du poivre et plongez le bouquet garni dans le bouillon. Continuez à faire cuire jusqu'à l'obtention d'une belle soupe épaisse.
Faites légèrement griller les tranches de pain, posez-les dans des assiettes creuses et versez la soupe aux oignons dessus, après en avoir ôté les herbes aromatiques. Servez bien chaud.

Soupe de blé concassé

100 g de blé concassé
2 carottes
2 oignons
1 branche de céleri
2 gousses d'ail
2 poireaux
1 bouquet de persil
huile d'olive
sel

VALEUR DIETETIQUE PAR PERSONNE	
protéines	7 g
lipides	8 g
glucides	40 g
calories	260

Lavez le blé concassé à l'eau froide avant de l'utiliser, de manière à le débarrasser de ses impuretés (poussières, brins de paille, etc.).
Laissez-le tremper pendant huit à dix heures et mettez-le ensuite sur le feu avec son eau de trempage. Lors de l'ébullition, débarrassez l'eau de ses impuretés avec une écumoire.
Laissez cuire pendant une quinzaine de minutes, ajoutez les légumes bien lavés et coupés en morceaux. Surveillez le niveau de l'eau de cuisson et ajoutez-en si nécessaire.
Au bout d'environ quinze minutes, la cuisson est terminée.
Salez avec modération. Au moment de servir, affinez le goût de la soupe avec une petite sauce composée de persil haché, d'ail écrasé et d'huile d'olive.

Soupe de légumes

2 carottes
1 branche de céleri
2 courgettes
1 oignon
1/4 de potiron
2 pommes de terre
50 g de fines herbes
1 poignée de petits pois et de haricots blancs
2 cuillères d'huile d'olive
des croûtons de pain
1 bouillon en cube de légumes

VALEUR DIETETIQUE PAR PERSONNE	
protéines	5 g
lipides	12 g
glucides	40 g
calories	290

Nettoyez les légumes et coupez-les en morceaux. Dans une casserole, réchauffez légèrement l'huile d'olive, ajoutez les légumes et faites rissoler.
Ajoutez la poignée de petits pois et de haricots blancs. Versez quelques verres d'eau en y jetant le bouillon en cube.
Continuez la cuisson en surveillant la quantité d'eau, qui doit toujours être suffisante afin que les légumes ne brûlent pas.
La cuisson terminée, passez le tout avec le moulin à légumes et diluez avec le reste de bouillon.
Complétez cette soupe épaisse avec des croûtons de pain grillés.

Soupe de pâtes au chou-fleur

60 g de pâtes courtes (macaronis, par exemple)
500 g de chou-fleur
10 g d'huile d'olive
1 gousse d'ail
0,25 l de bouillon de légumes
sel et poivre

VALEUR DIETETIQUE PAR PERSONNE	
protéines	5 g
lipides	6 g
glucides	35 g
calories	220

Nettoyez le chou-fleur et coupez-le en morceaux.
Dans une casserole, faite chauffer de l'eau et la gousse d'ail en faisant attention de ne pas la laisser noircir. Ajoutez le chou-fleur en morceaux et le bouillon de légumes. Couvrez la casserole tout en surveillant le niveau du bouillon : si nécessaire, ajoutez un peu d'eau.
Lorsque le chou-fleur est bien cuit, assaisonnez, émiettez-le avec la fourchette et mélangez bien. Jetez les pâtes dans la casserole, mélangez bien le tout et laissez sur le feu jusqu'à ce que les pâtes soient bien cuites.

Soupe de semoule aux légumes

250 g de légumes de toutes sortes (courgettes, carottes, oignons, céleri en branche, etc.)
40 g de semoule
1 gousse d'ail (facultatif)
huile d'olive
1 cuillère de parmesan
sel et poivre

VALEUR DIETETIQUE PAR PERSONNE	
protéines	4 g
lipides	1 g
glucides	27 g
calories	130

Epluchez et coupez en morceaux tous les légumes de saison que vous aurez choisis. Faites-les cuire dans de l'eau salée en y ajoutant un soupçon de poivre. Lorsque les légumes commencent à être tendres, versez la semoule en pluie dans la casserole. Continuez la cuisson en remuant fréquemment et en faisant attention à ce que la semoule n'attache pas. Vous obtiendrez ainsi une soupe assez dense.
Si vous voulez affiner le goût, vous pouvez ajouter directement dans l'assiette une goutte d'huile d'olive et une pointe de couteau de parmesan.

Spaghettis aux moules

120 g de spaghettis
100 g de tomates pelées
90 g de moules
10 g d'huile d'olive
persil
piment
sel

VALEUR DIETETIQUE PAR PERSONNE	
protéines	15 g
lipides	7 g
glucides	50 g
calories	340

Passez les moules sous l'eau courante en les débarrassant de leurs filaments. Mettez-les sur le feu dans un récipient fermé, avec un peu d'huile. Lorsque les moules sont ouvertes, ôtez les mollusques de leurs coques et préparez la sauce avec le bouillon provenant de la cuisson des moules, en y ajoutant les tomates pelées.
Faites cuire les pâtes « al dente », laissez-les refroidir, égouttez-les et mélangez-les dans une poêle basse et large, aux moules avec leur jus.
Faites sauter le tout pendant un moment, parsemez de persil et saupoudrez de piment selon votre goût.

Spaghettis aux palourdes

120 g de spaghettis
50 g de palourdes
1 gousse d'ail
100 g de tomates pelées
10 g d'huile d'olive
persil
sel et poivre

VALEUR DIETETIQUE PAR PERSONNE	
protéines	10 g
lipides	7 g
glucides	50 g
calories	310

Lavez les palourdes à l'eau courante. Dans une casserole, faites dorer la gousse d'ail en l'écrasant. Lorsqu'elle commence à brunir, retirez-la et versez les palourdes dans le récipient. Remuez bien et couvrez. Lorsque les palourdes commencent à s'ouvrir, ajoutez les tomates pelées.
Pendant ce temps, faites cuire les pâtes « al dente », passez-les rapidement sous l'eau froide et égouttez-les. Faites-les ensuite sauter dans une poêle avec les palourdes et leur jus. Parsemez d'une bonne quantité de persil haché, relevez d'un peu de sel et ajoutez un peu de poivre noir si le cœur vous en dit.

Taboulé

200 g de blé concassé
1/2 oignon
1 tomate
jus de 1 citron
persil et feuilles de menthe
huile d'olive
sel et poivre

VALEUR DIETETIQUE PAR PERSONNE	
protéines	8 g
lipides	6 g
glucides	80 g
calories	410

Lavez le blé concassé à l'eau froide pour le nettoyer de ses impuretés. Versez-le ensuite dans un récipient rempli d'eau très chaude et salée. Le blé concassé absorbant beaucoup d'eau, celle-ci devra représenter une fois et demie le volume du blé.
Laissez le blé tremper pendant une heure, puis goûtez-le et ajoutez encore un peu d'eau très chaude si vous le trouvez encore trop dur.
Parallèlement, hachez finement le persil, la menthe et l'oignon et coupez la tomate en petits morceaux. Mélangez le tout avec le blé en l'aspergeant de jus de citron.
Avant de servir, assaisonnez avec un filet d'huile d'olive. Ce plat rafraîchissant est particulièrement indiqué pour l'été.

Velouté de courgettes au yaourt

500 g de courgettes
2 pommes de terre
1/2 branche de céleri
1/2 oignon
250 g de yaourt maigre
50 g de son
croûtons

VALEUR DIETETIQUE PAR PERSONNE	
protéines	8 g
lipides	2 g
glucides	40 g
calories	210

Lavez et pelez les pommes de terre, nettoyez les courgettes, l'oignon et le céleri en branche. Coupez les légumes en petits morceaux, que vous jetterez dans une casserole en les recouvrant d'eau. Laissez mijoter à feu doux jusqu'à ce que les légumes réduisent. Veillez à ajouter de l'eau lorsque cela s'avère nécessaire.
Passez le tout au mixeur, ajoutez le yaourt et le son et remettez le mélange sur le feu pendant cinq minutes.
Vous pouvez relever le goût de ce velouté avec des croûtons bien chauds.

PLATS DE RESISTANCE

Blancs de poulet aux arômes

2 blancs de poulet de 150 g chacun
1 cuillerée d'huile d'olive
sauge, romarin, thym et marjolaine
sel et poivre

VALEUR DIETETIQUE PAR PERSONNE	
protéines	23 g
lipides	8 g
glucides	3 g
calories	180

Aplatissez soigneusement les blancs de poulet sans les abîmer et faites-les griller.
Pendant la cuisson, préparez un hachis avec les herbes aromatiques que vous mélangerez à une cuillère d'huile d'olive.
Relevez cette sauce, destinée à assaisonner les blancs de poulet lorsqu'ils seront cuits, avec un peu de sel et de poivre.
Si vous n'avez pas envie de faire griller les blancs de poulet, vous pouvez les faire cuire au four dans un plat approprié.

Calmars à la marinière

200 g de calmars (ou encornets)
1 verre de vin blanc sec
20 g d'huile d'olive
2 gousses d'ail
persil
sel et poivre

VALEUR DIETETIQUE PAR PERSONNE	
protéines	22 g
lipides	8 g
glucides	3 g
calories	200

Nous vous conseillons de vous procurer des calmars déjà sommairement nettoyés par le poissonnier ; à défaut, achetez des calmars surgelés.
Dans une casserole, faites réchauffer l'huile et placez-y les gousses d'ail en évitant de les faire noircir.
Ajoutez les calmars coupés en morceaux et le persil haché.
Mélangez bien le tout en ajoutant une petite pincée de sel (l'arôme de l'ail suffit déjà à relever le plat). Versez ensuite le verre de vin blanc. Laissez le vin s'évaporer et maintenez un degré de chaleur suffisant. Si nécessaire, ajoutez une cuillerée d'eau de temps à autre afin que les calmars ne soient pas trop secs.

Coq farci

1 petit coq
50 g de jambon blanc
100 g de viande de bœuf hachée
20 g de raisin sec
1 œuf entier
1/2 pomme coupée en dés
1 petite cuillère de gruyère râpé
1/2 verre de vin blanc
2 verres de bouillon de viande
1 cuillère rase de son
1 pincée de noix de muscade
huile d'olive

VALEUR DIETETIQUE PAR PERSONNE	
protéines	36 g
lipides	20 g
glucides	12 g
calories	375

Voici une recette pour les jours de fête.
Videz le coq. Hachez et mélangez bien tous les éléments de la farce : le jambon dégraissé, la viande hachée maigre, la pomme pelée, le gruyère, les raisins secs, un peu de vin, le son et un soupçon de noix de muscade, enfin une cuillère d'huile d'olive et l'œuf.
Salez l'intérieur du coq, remplissez-le de la farce et refermez-le en le cousant. Déposez-le dans une cocotte avec un filet d'huile et faites-le rissoler doucement. Mouillez avec le reste du vin blanc.
Pour lui garder son moelleux, retournez souvent le coq et ajoutez du bouillon de temps à autre. Terminez la cuisson à four chaud (au moins à 180 °C) pendant quinze minutes.

Coq poêlé

1 petit coq (200 g)
20 g de jambon cru (maigre)
2 gousses d'ail
2 tomates
1 verre de bouillon de viande
1 cuillère d'huile d'olive
1 verre de vin blanc sec

VALEUR DIETETIQUE PAR PERSONNE	
protéines	23 g
lipides	10 g
glucides	5 g
calories	205

Videz le coq et coupez-le en morceaux. Dans une poêle, réchauffez l'huile d'olive avec deux gousses d'ail entières, légèrement écrasées avec le dos de la fourchette.
Lorsque l'ail commence à noircir, enlevez-le de la poêle où vous ajouterez le jambon cru coupé en lamelles. Remuez bien et ajoutez les morceaux de volaille. Laissez rissoler doucement en mouillant de temps à autre avec le bouillon et le vin blanc.
Relevez avec du sel et du poivre ou avec du piment.
Vers la fin de la cuisson, incorporez les tomates coupées en dés, remuez bien le tout et retirez la poêle du feu.

Côtes de bœuf au vinaigre

2 côtes de bœuf de 100 g chacune
vinaigre de vin rouge
origan
sel et poivre noir

VALEUR DIETETIQUE PAR PERSONNE	
protéines	20 g
lipides	8 g
glucides	1 g
calories	160

Mélangez le vinaigre rouge avec le sel, le poivre noir et l'origan. Faites mariner les deux côtes de bœuf pendant une quarantaine de minutes environ.
Laissez égoutter la viande et faites-la cuire sur le gril ou dans une poêle brûlante, sans utiliser de graisse ; le temps de cuisson dépend entièrement de votre goût.

Délices au fromage

100 g d'asperges
100 g de fromage frais maigre
20 g de margarine
1 œuf
un peu de moutarde
poivre de Cayenne

VALEUR DIETETIQUE PAR PERSONNE	
protéines	7 g
lipides	11 g
glucides	2 g
calories	140

Dans une terrine, battez le fromage frais et la margarine avec une cuillère en bois jusqu'à ce que le mélange soit bien lisse et homogène. Ajoutez l'œuf et tous les autres ingrédients. Faites cuire les asperges à la vapeur pendant cinq minutes, avant de les couper en petits morceaux.
Pendant ce temps, préchauffez le four à 170 °C. Répartissez les asperges dans deux petits plats à four légèrement huilés et versez le mélange sur les légumes. Laissez cuire pendant une quarantaine de minutes environ.
Ces « délices » sont à savourer bien chauds.

Dorade en papillote

300 g de dorade
sauge, romarin et persil à volonté
huile d'olive
sel

VALEUR DIETETIQUE PAR PERSONNE	
protéines	30 g
lipides	5 g
glucides	2 g
calories	175

Videz soigneusement le poisson et lavez-le. Mettez un peu de persil à part et faites un hachis avec le reste des herbes aromatiques dont vous remplirez le ventre du poisson, en appuyant sur les bords pour bien le refermer.
Enduisez une feuille de papier d'aluminium de quelques gouttes d'huile d'olive. Parsemez le poisson du reste du persil, étendez-le sur le papier d'aluminium que vous refermerez en papillote.
Laissez le poisson à four chaud pendant une trentaine de minutes.

Escalopes de veau à la tomate

200 g de viande maigre de veau
10 g de farine blanche
10 g d'huile
2 tomates pelées
origan
sel et poivre

VALEUR DIETETIQUE PAR PERSONNE	
protéines	20 g
lipides	11 g
glucides	10 g
calories	220

Farinez légèrement les tranches de veau.
Mettez l'huile à réchauffer dans une casserole. Faites rissoler les tranches de viande avant d'y ajouter les tomates pelées en morceaux. Salez et poivrez. En fin de cuisson, saupoudrez d'origan.

Escalopes de veau au citron

200 g de viande maigre de veau
10 g de farine blanche
1 à 2 cuillères d'huile d'olive
1 citron
persil
sel

VALEUR DIETETIQUE PAR PERSONNE	
protéines	20 g
lipides	11 g
glucides	8 g
calories	210

Faites chauffer à feu moyen les deux cuillères d'huile d'olive et le zeste de citron dans une casserole.
Farinez légèrement les tranches de veau puis faites-les rissoler dans l'huile parfumée.
En fin de cuisson, ajoutez un peu de sel, quelques gouttes de jus de citron et le persil finement haché.
Ces escalopes peuvent être également mangées froides.

Espadon au poivre vert

2 tranches d'espadon
(300 g)
1 citron bien juteux
1 gousse d'ail
persil, marjolaine, thym
huile d'olive
poivre vert
sel

VALEUR DIETETIQUE PAR PERSONNE	
protéines	32 g
lipides	6 g
glucides	3 g
calories	195

Pressez le citron et filtrez-en le jus que vous verserez dans un plat creux avec une cuillère d'huile d'olive, une gousse d'ail écrasé, des grains de poivre vert, des herbes aromatiques coupées en petits morceaux et une pincée de sel. Remuez bien le tout.
Recouvrez les tranches de poisson de cette sauce et faites-les mariner pendant au moins une heure en les retournant de temps à autre. Laissez égoutter l'espadon et grillez-le en le badigeonnant de temps à autre avec la marinade.
Relevez avec un peu de sel et servez avec une salade mixte.

Filets de merlan

400 g de filets de merlan
1 oignon
2 cuillères d'huile
1 sardine
1 pomme de terre bouillie
1 pincée de piment
1 cuillère de câpres
1 cuillère de persil haché

VALEUR DIETETIQUE PAR PERSONNE	
protéines	42 g
lipides	9 g
glucides	14 g
calories	310

Faites chauffer l'huile dans une poêle. Jetez-y l'oignon finement haché et faites cuire à feu doux en ajoutant de temps à autre quelques cuillerées d'eau chaude.
Lorsque l'oignon commence à se défaire, ajoutez le persil puis les filets de merlan et continuez la cuisson à feu très doux. Salez, continuez la cuisson pendant quelques minutes puis enlevez les filets de la poêle et conservez-les au chaud.
Mettez dans la poêle la chair émiettée de la sardine, les câpres et la pomme de terre bouillie coupée en petits morceaux. Mélangez bien le tout au jus resté dans la poêle, assaisonnez de piment et n'hésitez pas à ajouter un peu d'eau chaude si la sauce a tendance à se figer. Versez cette sauce sur les filets et servez aussitôt.

Gratin d'artichauts

2 œufs
4 artichauts
100 g de pommes de terre
50 g de gruyère râpé
1 citron
marjolaine, persil et thym
huile d'olive
sel et poivre

VALEUR DIETETIQUE PAR PERSONNE	
protéines	15 g
lipides	17 g
glucides	22 g
calories	305

Epluchez les pommes de terre et coupez-les en tranches. Préparez les artichauts en les débarrassant des feuilles dures et des parties filandreuses et coupez-les en petits quartiers. Laissez tremper les légumes dans un peu d'eau additionné du jus de citron.
Battez les œufs au fouet en ajoutant le gruyère, le sel et le poivre. Placez les tranches de pomme de terre et les quartiers d'artichaut égouttés dans un plat en pyrex légèrement huilé. Recouvrez avec les herbes aromatiques préalablement hachées puis aspergez légèrement le tout d'huile d'olive. Salez et poivrez et incorporez les œufs battus.
Faites cuire au four à 180 °C pendant une demi-heure.

Hamburgers au piment

300 g de steak haché
1 œuf entier et 1 jaune d'œuf
25 g de gruyère râpé
2 tranches de fromage à fondre
10 g de câpres
piment en poudre
feuilles de menthe sèches
sel

VALEUR DIETETIQUE PAR PERSONNE	
protéines	45 g
lipides	25 g
glucides	2 g
calories	415

Mélangez la viande hachée avec l'œuf entier et le jaune d'œuf, le gruyère, les câpres, quelques feuilles de menthe sèche effritées sous les doigts, une pincée de sel et de piment. Malaxez bien le tout.

Avec cette pâte, formez des hamburgers que vous pouvez griller ou cuire dans une poêle sans graisse. Vers la fin de la cuisson, posez une petite tranche de fromage à fondre sur la viande.

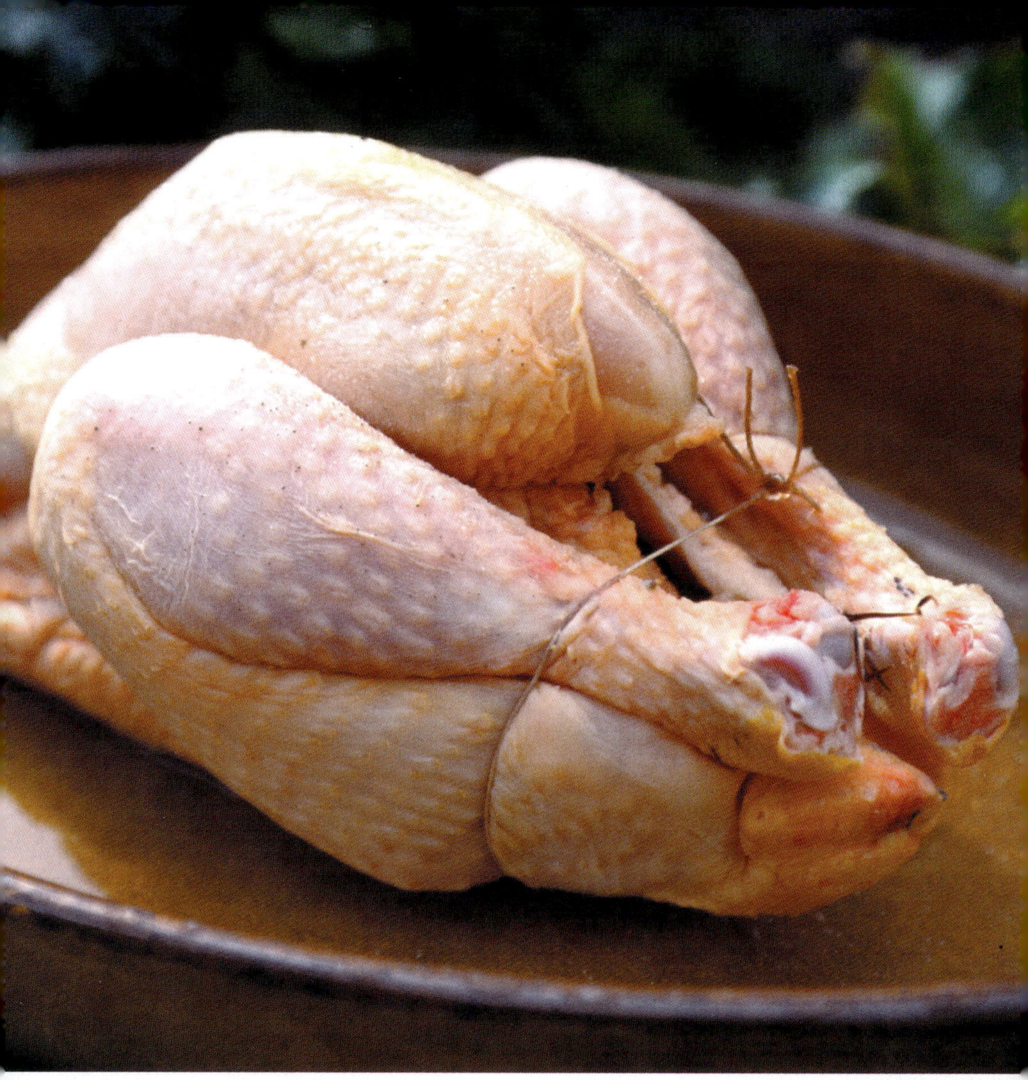

Le poulet s'utilise dans des recettes multiples et variées (© E. Gessac/Alpha Oméga)

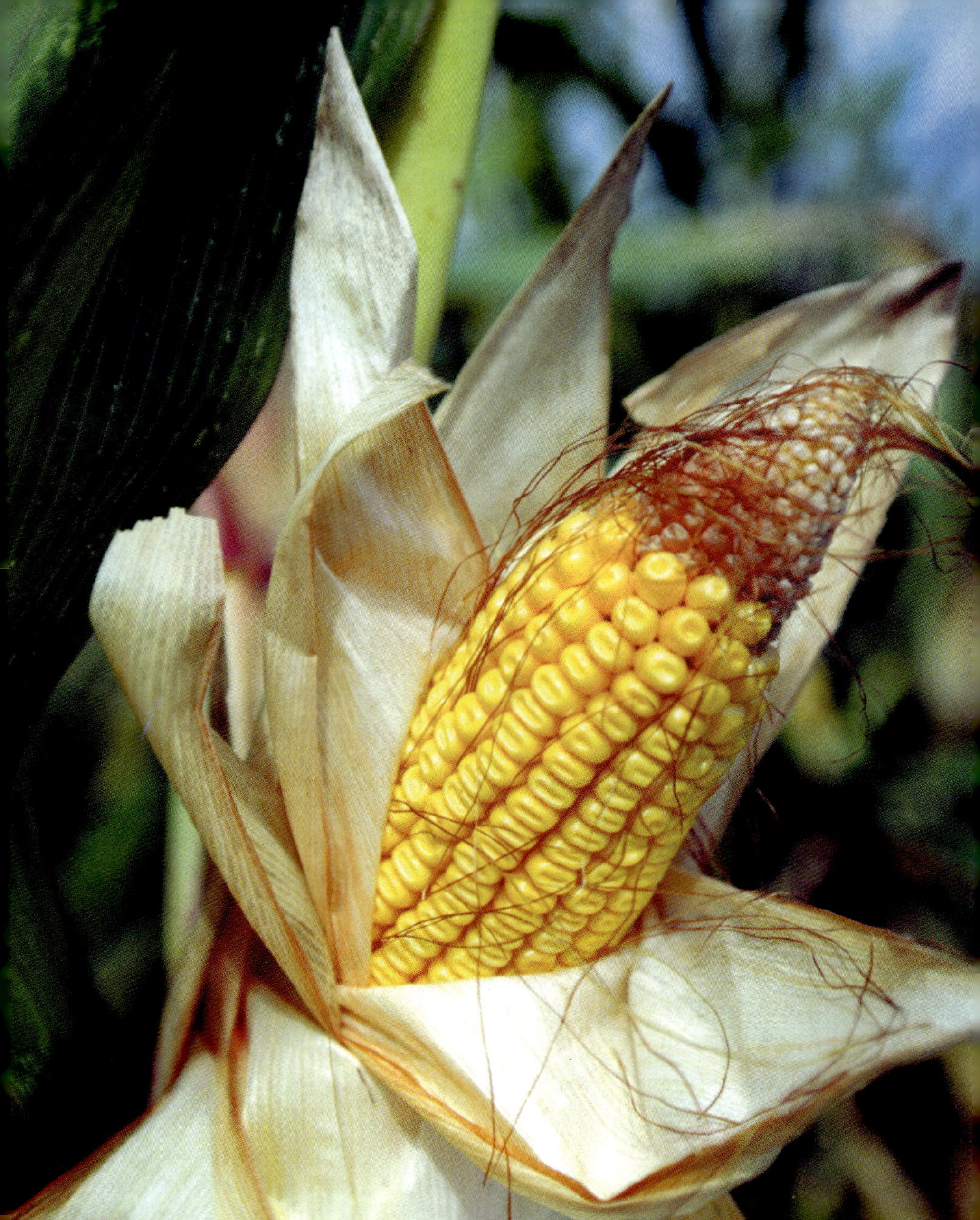

Le maïs se consomme chaud ou froid en salade (© E. Gessac/Alpha Oméga)

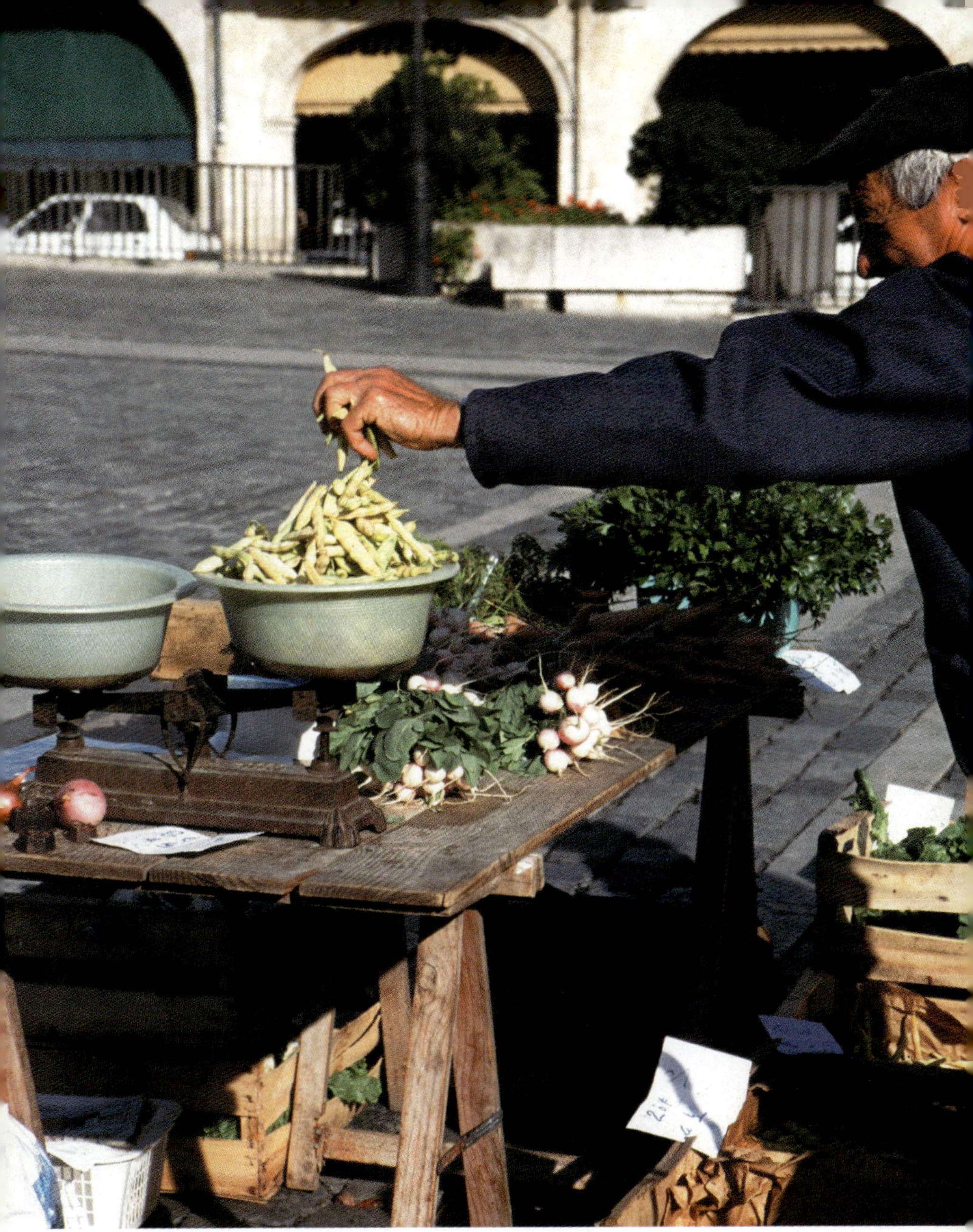

Acheter ses légumes au marché augmentera le plaisir de les consommer (© E. Gessac/Alpha Oméga)

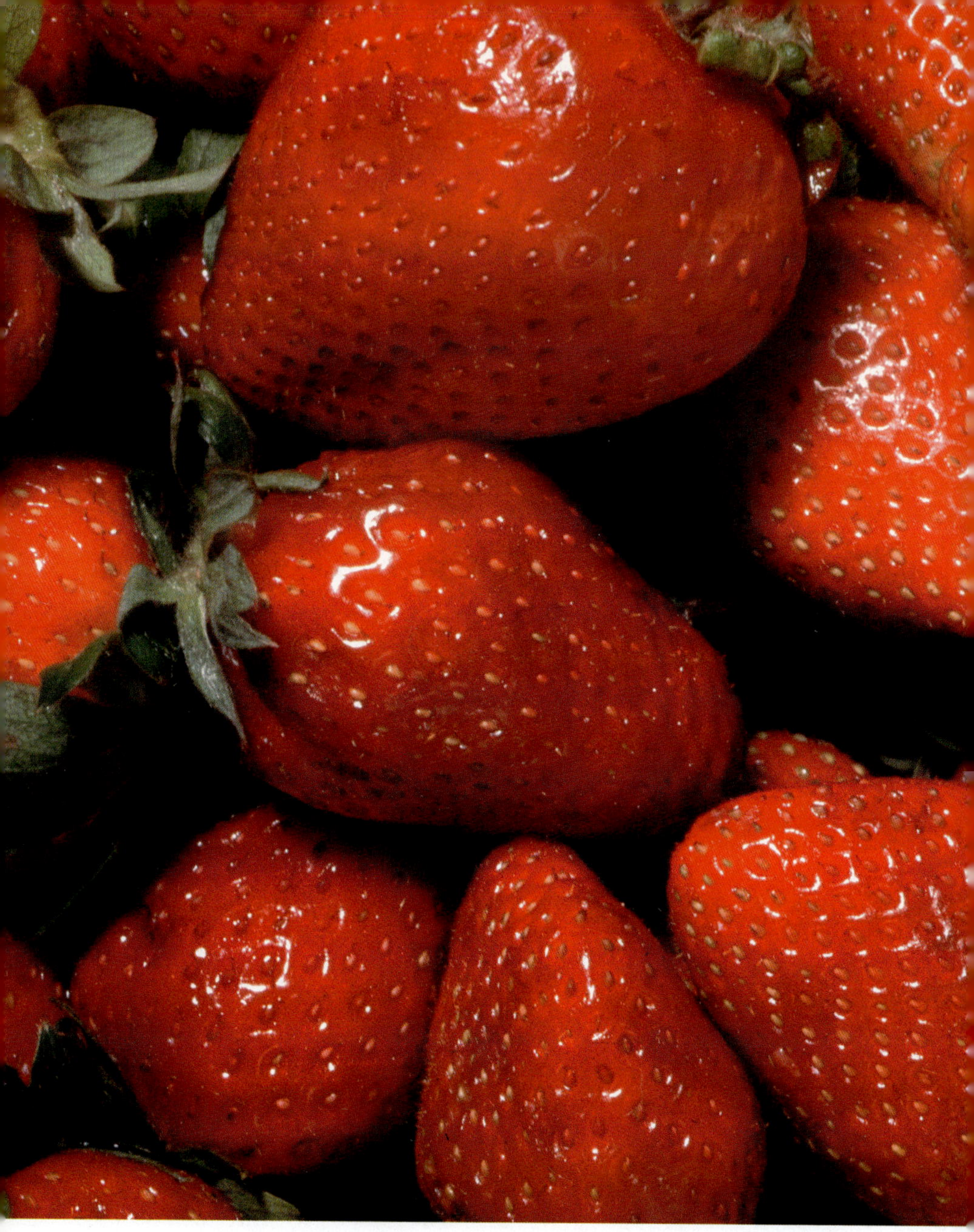

Les fraises sont un élément indispensable à une bonne salade de fruits d'été
(© C. Matox/Alpha Oméga)

Lapin à la tomate

200 g de lapin
1 carotte
70 g de tomates pelées
1 oignon
1/2 branche de céleri
1/2 verre de vin de table
persil
huile d'olive
sel et poivre

VALEUR DIETETIQUE PAR PERSONNE	
protéines	20 g
lipides	12 g
glucides	5 g
calories	210

Préparez un hachis à base de carotte, de céleri et d'oignon et faites-le rissoler dans l'huile d'olive.
Ajoutez le lapin coupé en morceaux et faites-le dorer de tous les côtés. Ajoutez le vin de table que vous laisserez réduire pendant la cuisson à feu doux, puis les tomates pelées.
Ajoutez un peu d'eau chaude, si nécessaire.
En fin de cuisson, ajoutez un petit peu de sel et une belle pincée de poivre noir. Décorez de persil haché.

Lieu à la sauce

2 tranches de lieu de 130 g chacune
4 petites cuillères d'huile d'olive
2 petites cuillères de jus de citron
le jaune d'un œuf dur
persil haché
poivre noir en poudre

VALEUR DIETETIQUE PAR PERSONNE	
protéines	23 g
lipides	10 g
glucides	2 g
calories	190

Nettoyez les tranches de lieu, lavez-les soigneusement et plongez-les dans une casserole d'eau froide salée. Faites-les cuire puis laissez-les refroidir dans l'eau de cuisson.
Après les avoir égouttées, essuyez-les avec un torchon. Disposez alors les tranches de lieu sur un plat et servez-les avec la sauce à l'œuf décrite ci-après.

Sauce à l'œuf
Avec une fourchette, écrasez le jaune d'œuf. Ajoutez quatre petites cuillères d'huile d'olive, le jus de citron, le persil haché et une pincée de poivre noir en poudre. Mélangez bien le tout pour obtenir une sauce lisse.

Lieu au four

300 g de lieu
1/2 verre de vin blanc sec
4 à 5 feuilles de laurier
1 citron
3 gousses d'ail
huile d'olive
persil
sel et poivre

VALEUR DIETETIQUE PAR PERSONNE	
protéines	25 g
lipides	7 g
glucides	3 g
calories	180

Coupez le citron en tranches fines que vous disposerez au fond d'un plat en pyrex légèrement huilé. Déposez les feuilles de laurier au-dessus.
Après avoir vidé et lavé le lieu, remplissez-le d'une farce composée d'ail et de persil et couchez-le sur le lit de citron et de laurier.
Ajoutez une pincée de sel et de poivre et arrosez le tout de vin blanc. Mettez le plat en pyrex au four pendant environ trente minutes, à une température d'environ 200 °C. Servez avec une salade mixte croquante.

Lieu mariné au four

300 g de lieu
1 gousse d'ail
1 citron
persil
huile d'olive
sel et poivre

VALEUR DIETETIQUE PAR PERSONNE	
protéines	25 g
lipides	3 g
glucides	1 g
calories	135

Nettoyez et videz le poisson, puis lavez-le soigneusement. Pratiquez trois incisions transversales sur un des côtés. Battez l'huile d'olive avec le jus de citron, la gousse d'ail écrasée, le sel et le poivre. Badigeonnez le poisson de cette marinade en insistant sur les incisions pour que la sauce soit bien absorbée.
Laissez le poisson au frais dans un récipient couvert pendant au moins une demi-heure.
Après l'avoir farci de persil haché, placez le poisson sur la plaque du four. Laissez cuire pendant une vingtaine de minutes.
Servez avec une salade verte croquante.

Merlu au citron

200 g de filets de merlu
1/2 oignon
1 gousse d'ail
2 citrons
1/2 verre de lait écrémé
huile d'olive
persil
sel et poivre

VALEUR DIETETIQUE PAR PERSONNE	
protéines	27 g
lipides	10 g
glucides	8 g
calories	230

Faites chauffer l'huile d'olive dans une poêle, ajoutez les filets de merlu lavés et bien égouttés et faites rissoler des deux côtés pendant quelques minutes. Aspergez le poisson de jus de citron, salez, poivrez et laissez cuire à feu doux pendant dix minutes supplémentaires.
Pendant ce temps, hachez l'oignon avec le persil, la gousse d'ail et un petit morceau de zeste de citron.
Ajoutez ce hachis au merlu et laissez mijoter pendant quelques minutes.
Servez avec une rondelle de citron et quelques brins de persil.

Mulet grillé

300 g de mulet en tranches
5 g d'huile d'olive
persil
sel et poivre

VALEUR DIETETIQUE PAR PERSONNE	
protéines	27 g
lipides	3 g
glucides	0
calories	140

Préchauffez bien le gril et faites cuire les tranches de mulet des deux côtés en les retournant avec une spatule métallique.
Hachez du persil en abondance que vous mélangerez à une sauce à base d'huile, de sel et de poivre.
Disposez sur un plat les tranches de mulet recouvertes d'un peu de sauce au persil.

Œufs brouillés à la tomate

4 œufs
200 g de tomates pelées
10 g d'huile d'olive
sel et poivre

VALEUR DIETETIQUE PAR PERSONNE	
protéines	15 g
lipides	16 g
glucides	5 g
calories	225

Faites chauffer légèrement l'huile dans une casserole. Ajoutez les tomates pelées coupées en morceaux et une pincée de sel et de poivre.
Laissez mijoter un moment jusqu'à l'obtention d'une belle sauce épaisse. Ajoutez ensuite les blancs d'œufs puis les jaunes. Remuez et laissez cuire doucement pendant quelques minutes.

Œufs sur lit d'oignons à l'étouffée

500 g d'oignons
2 tomates
4 œufs
2 cuillères d'huile d'olive
sel

VALEUR DIETETIQUE PAR PERSONNE	
protéines	13 g
lipides	19 g
glucides	17 g
calories	225

Pelez les oignons et coupez-les en tranches très fines. Faites-les rissoler dans une grande poêle avec l'huile d'olive. Continuez la cuisson en maintenant les oignons toujours légèrement humides. Au bout d'une vingtaine de minutes, ajoutez les tomates coupées en morceaux, mélangez bien le tout et salez. Faire cuire pendant encore quinze minutes, en ajoutant de l'eau si nécessaire. Vous obtiendrez ainsi une belle sauce parfumée.
Cassez les œufs dessus, éteignez et mettez un couvercle.
Laissez les œufs cuire lentement à la chaleur des oignons et des tomates et servez lorsqu'ils auront atteint le point de cuisson qui vous convient.

Omelette au fromage blanc

200 g de fines herbes
50 g de fromage blanc
1 cuillère rase de son
3 cuillères de lait écrémé
2 œufs
1 gousse d'ail
huile d'olive
sel et poivre

VALEUR DIETETIQUE PAR PERSONNE	
protéines	12 g
lipides	15 g
glucides	15 g
calories	245

Lavez soigneusement les fines herbes et faites-les cuire dans une petite quantité d'eau salée pendant une quinzaine de minutes. Egouttez et laissez refroidir. Dans une terrine, battez les œufs avec le lait, la cuillère rase de son et une pincée de sel.
Lorsque le mélange est bien homogène, versez-le dans une poêle avec un peu d'huile bouillante. Retournez l'omelette et faites-la cuire des deux côtés.
Au centre de l'omelette, déposez le fromage blanc auquel vous aurez mélangé les herbes.
Repliez l'omelette bord à bord avant d'achever la cuisson.

Omelette aux artichauts

2 œufs entiers
100 g de cœurs d'artichauts
1 à 2 cuillerées d'huile d'olive
20 g de gruyère râpé
sel et poivre

VALEUR DIETETIQUE PAR PERSONNE	
protéines	10 g
lipides	13 g
glucides	5 g
calories	80

Coupez les cœurs d'artichauts en tranches fines, après les avoir débarrassés des parties filandreuses. Mettez-les dans une casserole en les recouvrant d'eau et ajoutez les deux cuillères d'huile. Faites bouillir et continuez la cuisson pendant une dizaine de minutes en ajoutant une pincée de sel.
Battez les œufs dans un bol, salez et poivrez légèrement puis ajoutez le gruyère.
Versez les œufs battus sur les artichauts et faites dorer l'omelette d'un côté puis de l'autre.

Omelette froide roulée

4 œufs
1/2 carotte
1 cuillerée de gruyère râpé
1/2 verre de lait écrémé
1 à 2 cuillères d'huile d'olive
50 g de tomme de Savoie maigre
50 g de jambon cuit
sel

VALEUR DIETETIQUE PAR PERSONNE	
protéines	18 g
lipides	26 g
glucides	4 g
calories	325

Battez les œufs dans une terrine en y mélangeant le gruyère râpé, le sel et le lait.
Prenez une grande poêle pour cuire cette omelette. Coupez la tomme de Savoie et le jambon (sans gras) en petits morceaux et râpez finement la carotte.
Avec une cuillère, mélangez bien tous ces ingrédients dont vous farcirez l'omelette avant de l'enrouler sur elle-même. Enveloppez-la d'un linge et laissez-la reposer au réfrigérateur. Au moment de servir, coupez-la en tranches.

Poulet au citron

200 g de poulet
1/2 verre de vin blanc sec
50 g de crème fraîche épaisse
1/2 oignon
1/2 citron
huile d'olive
sauge et romarin
sel et poivre

VALEUR DIETETIQUE PAR PERSONNE	
protéines	20 g
lipides	13 g
glucides	6 g
calories	225

Faites rissoler le poulet dans la cocotte minute (sans couvercle), avec une cuillerée d'huile et quelques feuilles de sauge et de romarin. Salez, poivrez et arrosez avec une partie du vin blanc. Laissez évaporer le vin et ajoutez éventuellement quelques cuillères d'eau chaude. Fermez la cocotte et comptez une quinzaine de minutes à partir du sifflement.
Pendant la cuisson, hachez finement l'oignon et faites-le rissoler dans une petite casserole avec un filet d'huile. Mouillez avec le reste du vin. Lorsque le vin s'est évaporé, ajoutez la crème et quelques gouttes de citron, en remuant avec une cuillère en bois jusqu'à ce que la sauce soit bien liée.
Servez le poulet avec la sauce à part.

Poulet au pamplemousse

200 g de poulet
1 pamplemousse
1 citron
sauge
sel et poivre

VALEUR DIETETIQUE PAR PERSONNE	
protéines	20 g
lipides	6 g
glucides	15 g
calories	195

Coupez le poulet en morceaux, pressez le citron et le pamplemousse et filtrez-en le jus. Laissez le poulet macérer au réfrigérateur dans le jus des agrumes. Egouttez-le bien et faites-le rissoler dans une poêle avec les feuilles de sauge et quelques cuillerées d'eau chaude que vous ajouterez progressivement en cours de cuisson.
Quelques minutes avant la fin de la cuisson, ajoutez le reste du jus de pamplemousse et de citron, augmentez la flamme et assaisonnez d'une pincée de sel et de poivre.

Rôti de veau farci

200 g de noix de veau
2 cuillères d'huile d'olive
1 gousse d'ail
2 oignons
2 cuillerées de brandy
1 brin de romarin
3 tranches fines de gruyère
2 louches de bouillon
sel et poivre

VALEUR DIETETIQUE PAR PERSONNE	
protéines	20 g
lipides	10 g
glucides	3 g
calories	185

Faites rissoler à feu doux le romarin et la gousse d'ail dans les deux cuillerées d'huile. Dès qu'ils commencent à se colorer, placez le rôti de veau et faites-le bien dorer sur toutes ses faces. Entourez la viande avec l'oignon coupé en tranches minces, arrosez de brandy, ajoutez un peu de sel et une pincée de poivre. Continuez la cuisson à feu doux pendant une heure environ. De temps à autre, contrôlez que le rôti ne brûle pas et mouillez avec du bouillon.
Lorsque la cuisson est terminée, laissez refroidir la viande pour pouvoir la couper plus facilement. Déposez les tranches dans un plat en pyrex, en plaçant un morceau de fromage entre une tranche et l'autre. Versez son eau de cuisson, oignons compris, sur la viande et passez le tout à four chaud pendant cinq à six minutes.

Roulades de feuilles vertes

VALEUR DIETETIQUE PAR PERSONNE	
protéines	8 g
lipides	9 g
glucides	15 g
calories	175

4 feuilles d'épinard
4 feuilles de chou frisé
140 g d'épinards
10 g d'huile de tournesol
1/2 oignon haché
80 g de noisettes pilées
30 g de chapelure de pain complet
2 petites cuillères de coriandre frais
2 cuillères de persil frais
2 petites cuillères de sauce de soja
1 œuf
poivre

Ebouillantez les grandes feuilles d'épinard et de chou frisé dans une petite quantité d'eau et égouttez-les.
Pour la farce, coupez les épinards lavés en petits morceaux, plongez-les dans une casserole remplie d'eau, couvrez et laissez cuire cinq à six minutes. Faites chauffer l'huile et revenir le hachis d'oignon. Ajoutez les noisettes pilées et la chapelure. Cuisez le tout pendant deux à trois minutes.
Enlevez la casserole du feu et ajoutez les herbes, les épinards cuits, l'œuf et la sauce de soja. Poivrez. Préchauffez le four jusqu'à ce qu'il soit à une température de 180 °C.
Déposez ensuite deux à trois cuillerées de farce sur les feuilles d'épinard et de chou. Refermez celles-ci en les enroulant et disposez-les dans un plat en pyrex légèrement huilé. Ajoutez quelques cuillerées d'eau, couvrez et passez au four pendant trente minutes. Servez ce plat bien chaud.

Roulades de poisson

200 g de poisson bouilli
1 pomme de terre bouillie
1 jaune d'œuf
1 poivron conservé au vinaigre
1 laitue
1/2 citron
2 cuillères d'huile d'olive
sel et poivre

VALEUR DIETETIQUE PAR PERSONNE	
protéines	28 g
lipides	20 g
glucides	15 g
calories	315

Epluchez la laitue, dont vous choisirez les feuilles les plus grandes et les plus belles.
Plongez-les un instant dans l'eau bouillante, juste le temps qu'il faut pour les attendrir. Etendez-les sur un linge et laissez-les sécher.
Pendant ce temps, débarrassez le poisson bouilli de ses arêtes, coupez-le en morceaux et mettez-le dans un saladier avec la pomme de terre bouillie et le jaune d'œuf frais. Assaisonnez avec du jus de citron, de l'huile d'olive, du sel et du poivre.
Mélangez bien le tout et placez cette préparation dans les feuilles de laitue que vous enroulerez et fermerez avec le poivron confit coupé en lamelles.

Roussette au four

250 g de tranches de roussette
1 gousse d'ail
1 citron
huile de maïs
romarin frais
sel

VALEUR DIETETIQUE PAR PERSONNE	
protéines	27 g
lipides	8 g
glucides	3 g
calories	195

Dans un plat en pyrex légèrement huilé, disposez les tranches de roussette et passez-les au four pendant une dizaine de minutes.
Pendant ce temps, préparez un hachis d'ail et de petites feuilles de romarin, ajoutez une cuillère d'huile et badigeonnez le poisson avec cette sauce. Remettez au four pendant cinq minutes et servez.

Salade de poissons

100 g de cresson
150 g de crevettes décortiquées
1 pamplemousse
4 cuillerées de yaourt maigre
2 cuillerées de lait
sel

VALEUR DIETETIQUE PAR PERSONNE	
protéines	14 g
lipides	3 g
glucides	16 g
calories	150

Placez le cresson dans un saladier, après l'avoir soigneusement lavé et essoré.
Epluchez le pamplemousse en enlevant méticuleusement les filaments blancs et la peau fine des quartiers ainsi que tous les pépins. Dans une terrine, mettez la salade, les crevettes et les dés de pamplemousse.
Assaisonnez avec une sauce préparée en battant le lait, le yaourt et une pincée de sel.

Salade de veau

150 g de viande maigre de veau bouillie
2 œufs
1 tomate
80 g de chicorée
2 cuillerées de yaourt maigre
1 cuillère d'huile d'olive
sel et poivre

VALEUR DIETETIQUE PAR PERSONNE	
protéines	28 g
lipides	11 g
glucides	6 g
calories	235

Coupez en dés le veau bouilli et la tomate.
Faites durcir les œufs dans l'eau bouillante pendant huit à neuf minutes. Passez-les sous l'eau froide, épluchez-les et coupez-les en quartiers.
Lavez soigneusement les feuilles de chicorée et coupez-les en quatre. Battez le yaourt avec l'huile, le sel et le poivre. Si la sauce est trop dense, ajoutez une cuillère de bouillon.
Disposez le tout dans un saladier et remuez bien pour que tous les ingrédients s'imprègnent de la sauce.

Sole bouillie

200 g de sole
1 citron
huile d'olive
persil
sel

VALEUR DIETETIQUE PAR PERSONNE	
protéines	21 g
lipides	10 g
glucides	2 g
calories	185

Faites bouillir la sole à feu moyen dans un récipient couvert dans une petite quantité d'eau.
Lorsque la cuisson est achevée, égouttez soigneusement la sole et assaisonnez-la avec du persil haché menu, du jus de citron et de l'huile d'olive.

Tomates farcies

4 tomates moyennes, rondes
80 g de blé concassé
5 ou 6 olives noires
1 petite cuillère de câpres
2 gousses d'ail
huile d'olive
persil
sel et poivre

VALEUR DIETETIQUE PAR PERSONNE	
protéines	8 g
lipides	8 g
glucides	50 g
calories	310

Lavez soigneusement le blé concassé pour le débarrasser de ses impuretés : poussière, brins de paille, grains abîmés, etc. Laissez tremper le blé pendant une dizaine d'heures puis faites-le cuire environ une demi-heure dans son eau de trempage, en écumant de temps à autre. Salez au minimum.
Décalottez les tomates et videz-les de leur pulpe et de leur jus. Pétrissez leur contenu avec les câpres salées et coupées en petits morceaux, l'ail et le persil hachés, le poivre, les olives noires et le blé cuit, que vous aurez eu soin d'égoutter et de laisser refroidir.
Salez et poivrez légèrement. Ajoutez éventuellement un filet d'huile pour lier le tout. Remplissez les tomates et disposez-les dans un plat légèrement huilé. Recouvrez-les de leur chapeau et enfournez-les à basse température, pendant une dizaine de minutes.
Sachez que les tomates farcies peuvent se déguster froides : une formule que vous apprécierez particulièrement en été.

Truite en papillote

300 g de truite
1 brin de romarin
1 cuillerée de persil haché
huile d'olive
sel

VALEUR DIETETIQUE PAR PERSONNE	
protéines	25 g
lipides	8 g
glucides	1 g
calories	180

Videz la truite, écaillez-la grossièrement et lavez-la soigneusement. Huilez légèrement une feuille de papier à four (ou de papier d'aluminium). Placez-y la truite, après l'avoir parsemée de persil haché, de petites feuilles de romarin et d'une pincée de sel. Enroulez la truite dans la feuille et mettez-la au four pendant une trentaine de minutes.
Au moment de servir, vous pouvez assaisonner le poisson de quelques gouttes d'huile d'olive.

Truite meunière

200 g de truite
jus de 1 citron
30 g de farine
huile d'olive
sauge, persil et romarin
sel et poivre

VALEUR DIETETIQUE PAR PERSONNE	
protéines	20 g
lipides	6 g
glucides	10 g
calories	185

Videz la truite et nettoyez-la. Farinez-la et placez-la dans une poêle où vous aurez déjà fait chauffer l'huile. Parsemez-la d'un hachis d'herbes aromatiques. Dès qu'elle commence à dorer, salez et poivrez.
Servez la truite après l'avoir aspergée de quelques gouttes de citron.

Veau au citron

200 g de veau maigre
1 citron
huile d'olive
sel et poivre

VALEUR DIETETIQUE PAR PERSONNE	
protéines	20 g
lipides	10 g
glucides	2 g
calories	180

Faites cuire les tranches de veau maigre avec le jus de citron et l'huile d'olive dans une poêle couverte pendant environ cinq minutes. Veillez à maintenir une température très basse si vous voulez éviter que la viande ne durcisse.
Vers la fin de la cuisson, ajoutez une pincée de sel et un peu de poivre.

SALADES ET GARNITURE DE LEGUMES

Carottes braisées

200 g de carottes
bouillon de légumes
1 à 2 gousses d'ail
persil

VALEUR DIETETIQUE PAR PERSONNE	
protéines	2 g
lipides	0 g
glucides	10 g
calories	50

Grattez les carottes puis découpez-les en bâtonnets, en éliminant les extrémités.
Faites-les cuire dans le bouillon de légumes. Lorsque le bouillon est complètement évaporé, ajoutez l'ail et le persil hachés.
Maintenez à feu doux en remuant de temps en temps pendant la cuisson.

Choux de Bruxelles au four

500 g de choux de Bruxelles
1 à 2 cuillères d'huile d'olive
1 cuillerée de farine
1 verre de lait écrémé
1 cuillère de parmesan
1 cuillère de chapelure
noix de muscade
sel

VALEUR DIETETIQUE PAR PERSONNE	
protéines	7 g
lipides	8 g
glucides	15 g
calories	160

Nettoyez et épluchez les choux de Bruxelles et laissez-les tremper pendant environ trente minutes dans une grande quantité d'eau.
Dans une grande casserole, faites bouillir de l'eau légèrement salée, versez-y les choux et laissez-les cuire pendant une quinzaine de minutes.
Pendant ce temps, préparez une sauce béchamel en battant au fouet ou en mélangeant au mixeur l'huile, la farine, le lait, un peu de noix de muscade râpée, le parmesan et une pincée de sel.
Egouttez soigneusement les choux de Bruxelles et disposez-les en une seule couche dans un plat en pyrex légèrement huilé. Versez la béchamel sur les choux en l'étalant régulièrement et saupoudrez de parmesan.
Faites gratiner au four jusqu'à ce que la surface ait pris une belle couleur dorée.

Courgettes au jambon

300 g de courgettes
1 œuf
40 g de jambon cuit maigre
1 cuillerée d'huile d'olive
1 oignon
1 cuillerée de persil haché
1 verre de bouillon de légumes
sel et poivre

VALEUR DIETETIQUE PAR PERSONNE	
protéines	8 g
lipides	4 g
glucides	10 g
calories	110

Epluchez et décalottez les courgettes puis coupez-les en rondelles pas trop fines. Réchauffez l'huile dans une casserole avec le jambon cuit coupé en dés. Ajoutez l'oignon finement haché et faites rissoler à feu doux.
Mouillez, si nécessaire, avec un peu de bouillon.
Lorsque vous verrez que les oignons commencent à être cuits, jetez les courgettes, laissez cuire pendant quelques minutes et ajoutez le persil haché.
Vers la fin de la cuisson, ajoutez l'œuf battu, mélangez rapidement et ajoutez une pincée de poivre.

Endives braisées

4 endives
1 citron
2 cuillerées d'huile d'olive
sel

VALEUR DIETETIQUE PAR PERSONNE	
protéines	2 g
lipides	8 g
glucides	10 g
calories	120

Lavez les endives en éliminant les feuilles flétries. Evidez la partie amère puis coupez les endives dans le sens de la longueur.
Mettez de l'eau froide dans une casserole en quantité suffisante pour recouvrir les endives et ajoutez une cuillère d'huile, une pincée de sel et le jus d'une moitié de citron. Laissez cuire la salade pendant environ trente minutes.
Sortez les endives de l'eau, laissez-les égoutter et mettez-les dans une casserole où vous aurez mis l'huile restante.
Faites-les dorer sur toutes les faces et servez-les additionnées de quelques gouttes de citron.

Fenouils en cocotte

500 g de fenouil
2 cuillères d'huile d'olive
3 gousses d'ail
1/2 citron
noix de muscade
sel et poivre

VALEUR DIETETIQUE PAR PERSONNE	
protéines	2 g
lipides	8 g
glucides	16 g
calories	145

Faites cuire les fenouils entiers bien nettoyés dans un peu d'eau parfumée par le jus de citron. Lorsque la cuisson est pratiquement terminée, égouttez les fenouils (sans toutefois les priver totalement de leur eau) et coupez-les en quatre. Réchauffez l'huile dans une cocotte où vous aurez jeté les gousses d'ail entières, écrasées à la fourchette. Dès que l'ail commence à brunir, retirez-le de la cocotte. Jetez-y les fenouils et faites-les cuire à feu moyen. Ajoutez une pincée de sel, un peu de poivre et un peu de noix de muscade râpée.

Feuilles de chêne à l'étouffée[1]

4 têtes de feuilles de chêne
1 cuillerée d'huile d'olive
1 pincée de sel

VALEUR DIETETIQUE PAR PERSONNE	
protéines	1 g
lipides	4 g
glucides	6 g
calories	60

Lavez et égouttez soigneusement les feuilles de chêne. Coupez-les en lamelles.
Mettez-les dans une casserole avec une cuillère d'huile et un petit peu d'eau. Faites-les cuire à l'étouffée jusqu'à ce que toute l'eau soit évaporée puis salez.

[1] Sorte de laitue veinée de rouge.

Gratin de pommes de terre aux oignons et aux tomates

2 pommes de terre de taille moyenne
2 oignons
2 tomates
1 cuillère d'huile d'olive
2 cuillères de chapelure
piment rouge

VALEUR DIETETIQUE PAR PERSONNE	
protéines	22 g
lipides	6 g
glucides	28 g
calories	255

Lavez les pommes de terre et épluchez-les. Ebouillantez-les pendant une dizaine de minutes et procédez de même avec les oignons. Laissez refroidir et coupez les légumes (pommes de terre, oignons et tomates) en tranches.

Huilez un plat en pyrex et disposez les tranches de légumes par couches successives : tout d'abord les pommes de terre puis les oignons et enfin les tomates. Mouillez avec un verre d'eau de manière à ce que les légumes ne s'assèchent pas trop pendant la cuisson. Salez légèrement et parsemez le tout de chapelure. Laissez cuire à four chaud (150 °C) pendant une quinzaine de minutes.

Vous pouvez relever le plat en fin de cuisson avec un peu de piment rouge.

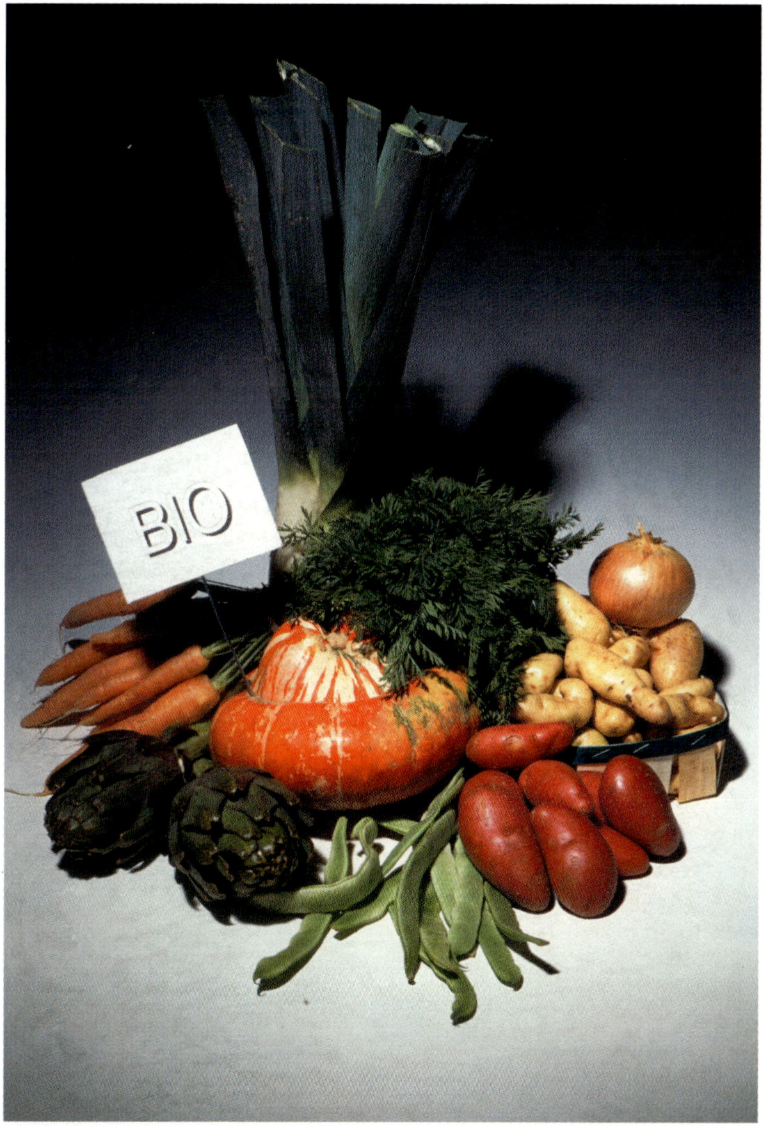

Les produits biologiques sont de plus en plus appréciés des consommateurs ; ils représentent une source alléchante d'ingrédients pour composer des menus diététiques (© C. Matox/Alpha Oméga)

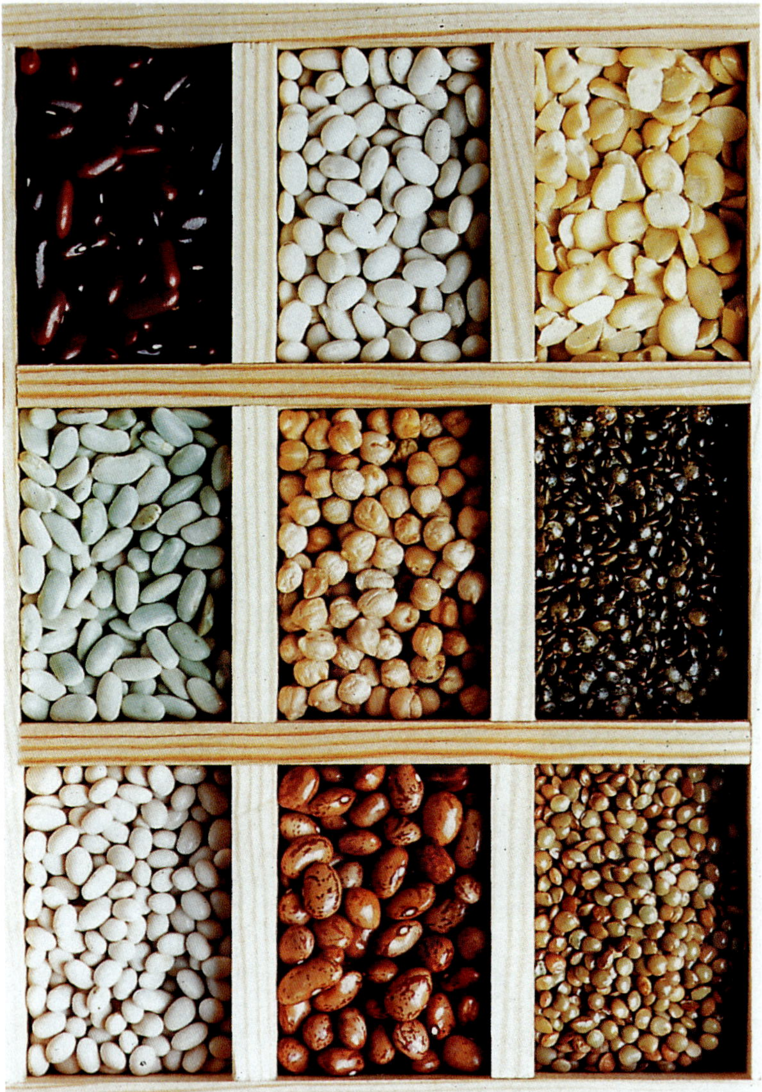

Les légumes secs sont une source importante de fibres
(© Fédération nationale du légume sec)

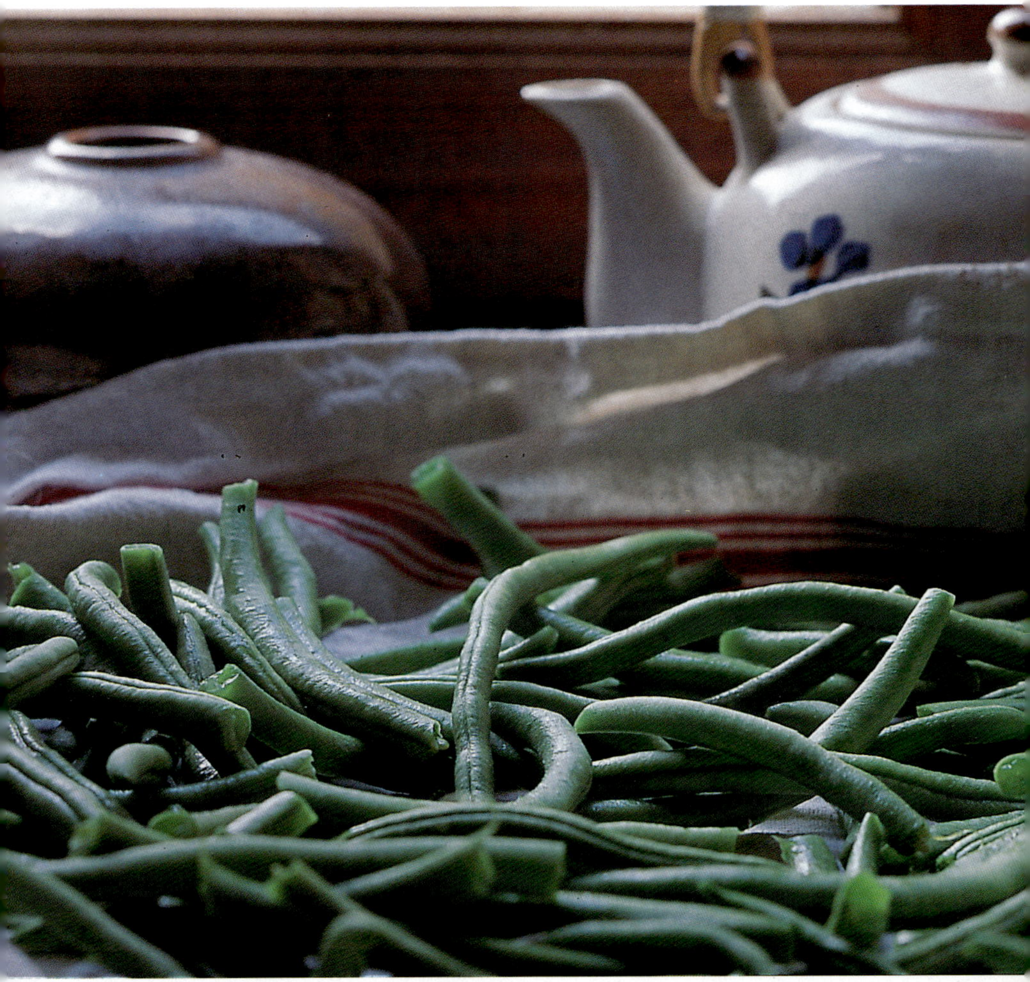

Sauf avis contraire en cas de pathologie associée, le régime diabétique n'est pas un régime sans sel : n'hésitez donc pas à l'utiliser pour relever le goût de vos aliments (© Fabian da Costa/Alpha Oméga)

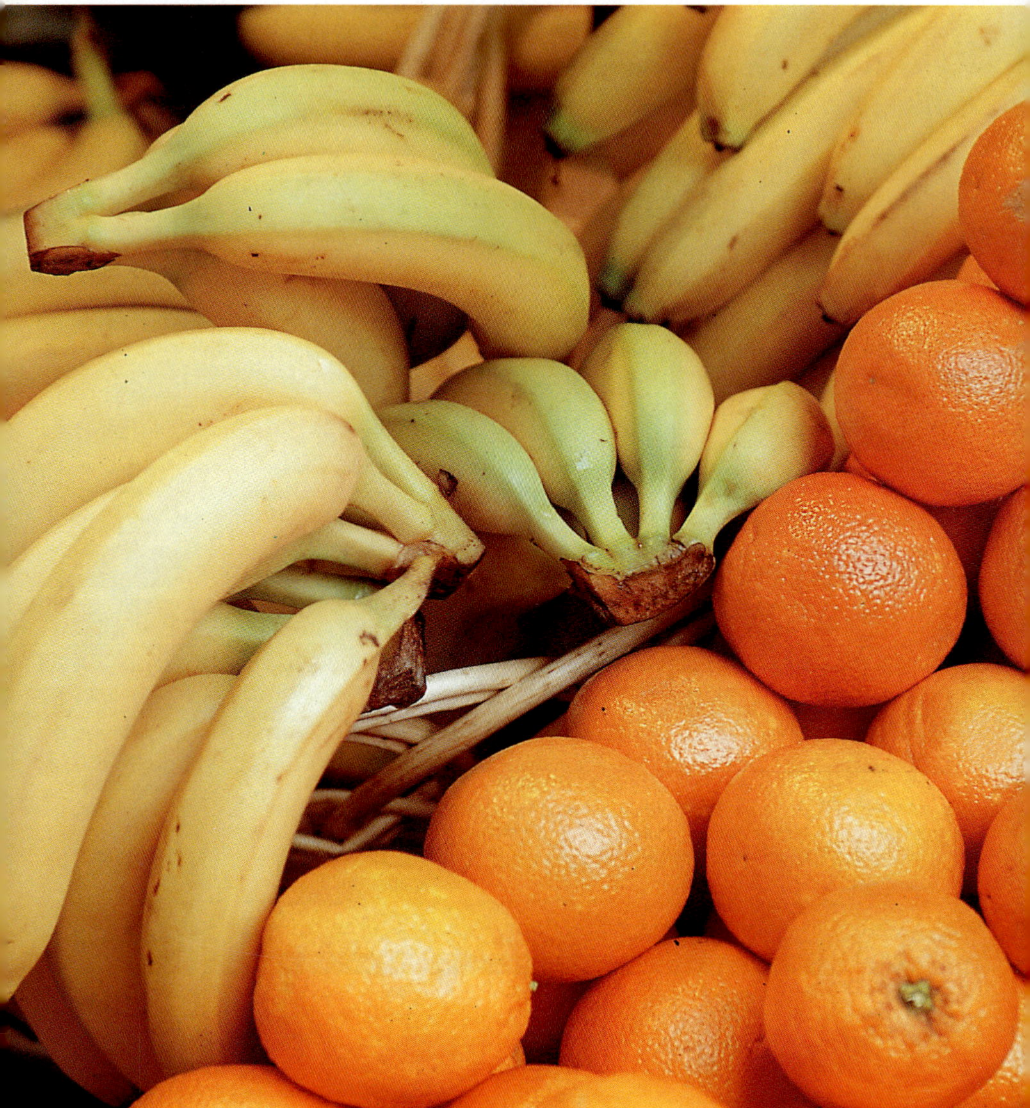

La vitamine C, contenue dans les fruits et notamment dans les agrumes, protège des infections et préserve les vaisseaux sanguins (© Alpha Oméga)

Légumes à la poivrade

100 g de fenouil
100 g de céleri
50 g de radis
100 g de poivrons
100 g de carottes
huile d'olive
sel et poivre
vinaigre

VALEUR DIETETIQUE PAR PERSONNE	
protéines	2 g
lipides	8 g
glucides	10 g
calories	120

Nettoyez soigneusement tous les légumes et coupez-les dans le sens de la longueur. Si vous voulez qu'ils soient particulièrement frais et croquants, servez-les sur un « lit » de glace. Mélangez le vinaigre, l'huile d'olive, le sel et le poivre pour former une sauce que vous verserez dans des ramequins, afin que chacun ait la possibilité d'y tremper les légumes choisis.

Lentilles à l'étouffée

150 g de lentilles
1/2 branche de céleri
1/2 carotte
50 g de tomates pelées
1/2 oignon
1 gousse d'ail
huile d'olive
sel

VALEUR DIETETIQUE PAR PERSONNE	
protéines	16 g
lipides	6 g
glucides	45 g
calories	300

Dans une casserole, faites dorer l'oignon dans un peu d'huile d'olive en y ajoutant une gousse d'ail écrasée avec le dos de la fourchette.
Lorsque cette dernière commence à noircir, enlevez-la et jetez la carotte et le céleri coupé en tous petits morceaux dans la casserole. Ajoutez ensuite les tomates pelées. Veillez à ce que les légumes cuisent dans une quantité d'eau suffisante. Ajoutez un peu d'eau chaude si c'est nécessaire.
Incorporez les lentilles dans la casserole et continuez la cuisson à feu moyen.
En fin de cuisson, relevez le plat avec un peu de sel et de poivre.

Lentilles en sauce

150 g de lentilles
2 cuillerées d'huile d'olive
1/2 carotte
1/2 branche de céleri
1 tomate
sel et poivre

VALEUR DIETETIQUE PAR PERSONNE	
protéines	16 g
lipides	8 g
glucides	45 g
calories	320

Laissez tremper les lentilles dans l'eau chaude, après les avoir débarrassées de leurs impuretés en les lavant soigneusement.
Grattez les carottes et hachez-les avec l'oignon. Faites-les rissoler dans une casserole garnie d'un peu d'huile. Laissez mijoter à feu moyen puis ajoutez les lentilles bien égouttées. Remuez et jetez dans la casserole la tomate coupée en morceaux. Salez, poivrez et recouvrez d'eau chaude.
Continuez la cuisson jusqu'à ce que les lentilles soient bien tendres.

Pommes de terre au four

200 g de pommes de terre
huile d'olive
sel et poivre

VALEUR DIETETIQUE PAR PERSONNE	
protéines	2 g
lipides	6 g
glucides	20 g
calories	105

Mettez les pommes de terre en robe de chambre dans un plat en pyrex et faites-les cuire pendant environ une trentaine de minutes à une température d'environ 200 °C.
Sortez-les du four, laissez-les refroidir et pelez-les. Si ce sont des pommes de terre nouvelles et que vous les avez bien lavées avant de les mettre au four, vous pouvez les consommer avec leur peau.
Assaisonnez avec du sel, de l'huile d'olive et une pincée de poivre.

Salade de blé concassé

2 tasses de blé concassé
2 tomates bien mûres
mozzarella
persil ou basilic
huile d'olive
sel

VALEUR DIETETIQUE PAR PERSONNE	
protéines	30 g
lipides	20 g
glucides	70 g
calories	580

Lavez soigneusement le blé de manière à le débarrasser de ses impuretés et laissez-le tremper dans une grande quantité d'eau pendant une dizaine d'heures. Faites-le cuire pendant environ trente minutes dans son eau de trempage, en écumant de temps à autre. Salez.
Coupez la mozzarella en petits cubes ainsi que les tomates bien mûres et disposez le tout dans une terrine. Egouttez le blé, laissez-le refroidir et ajoutez-le aux autres ingrédients. Assaisonnez avec du persil haché et de l'huile d'olive.
Vous pouvez remplacer le persil par des feuilles de basilic coupées en petits morceaux.

Salade de champignons

100 g de champignons frais
150 g de haricots verts bien tendres
1 tomate mûre
huile d'olive
persil
sel et poivre

VALEUR DIETETIQUE PAR PERSONNE	
protéines	1 g
lipides	8 g
glucides	7 g
calories	105

Nettoyez les haricots verts dont vous couperez les pointes et faites-les cuire dans une grande quantité d'eau salée. Au moment de les égoutter, réservez un peu d'eau de cuisson.
Nettoyez et coupez les champignons en tranches fines et mettez-les dans un saladier avec la tomate coupée en petits dés.
Hachez le persil et préparez une sauce avec l'huile d'olive, le sel, le poivre et deux cuillerées d'eau de cuisson.
Assaisonnez la salade avec cette sauce et mélangez bien tous les ingrédients.

Salade de germes de soja (I)

100 g de germes de soja
1/2 poivron rouge
100 g de chou-fleur
50 g de champignons de Paris
2 cuillerées d'huile de tournesol
1 cuillère de vinaigre rouge
quelques gouttes d'huile de sésame
quelques gouttes de concentré de jus de pomme
quelques gouttes de sauce de soja
1 petit morceau de racine de gingembre

VALEUR DIETETIQUE PAR PERSONNE	
protéines	3 g
lipides	8 g
glucides	6 g
calories	100

Coupez le poivron en dés après l'avoir débarrassé de ses graines et de ses filaments blancs. Lavez les bouquets de chou-fleur et les champignons coupés en lamelles. Jetez tous ces ingrédients dans un grand saladier.
Pour l'assaisonnement, mélangez en battant à la fourchette l'huile de tournesol, le vinaigre rouge, l'huile de sésame, le jus de pomme concentré, les gouttes de sauce de soja et la racine de gingembre râpée.
Versez la sauce ainsi obtenue sur la salade et mélangez bien le tout avant de servir.

Salade de germes de soja (II)

300 g de germes de soja frais
jus de 1 citron
2 anchois conservés dans du sel
1 cuillerée de câpres
1 cuillère d'huile d'olive
olives vertes et noires

VALEUR DIETETIQUE PAR PERSONNE	
protéines	8 g
lipides	10 g
glucides	13 g
calories	175

Lavez les germes de soja puis faites-les cuire à la vapeur pendant une dizaine de minutes.
Pendant ce temps, lavez les anchois pour les débarrasser de leur sel et coupez-les en petits morceaux en veillant à éliminer les arêtes. Hachez les câpres.
Dans un saladier, réunissez les germes de soja, les anchois et les câpres. Assaisonnez avec un jus de citron filtré, de l'huile et du sel. Pour décorer, découpez des morceaux d'olives vertes et noires.

Salade de haricots blancs

200 g de haricots demi-secs
1 oignon
1 cuillère d'huile d'olive
menthe sèche
sel et poivre

VALEUR DIETETIQUE PAR PERSONNE	
protéines	5 g
lipides	6 g
glucides	20 g
calories	155

Ecossez les haricots et faites-les cuire dans de l'eau salée. Egouttez-les et mettez-les dans un saladier, en y ajoutant des tranches d'oignon frais. Assaisonnez avec de l'huile d'olive et du poivre.
Si vous voulez que la salade ait encore plus de goût, ajoutez un petit peu de menthe sèche émiettée.
Mélangez bien les ingrédients et laissez reposer pendant environ une demi-heure avant de servir.

Salade de maïs

100 g de mâche
1/2 cœur de salade
50 g de cresson
50 g de maïs
1/2 citron
1 cuillerée de moutarde
huile d'olive
sel

VALEUR DIETETIQUE PAR PERSONNE	
protéines	1 g
lipides	5 g
glucides	14 g
calories	. 105

Lavez, égouttez et mettez dans un saladier la mâche et la salade verte sur laquelle vous répartirez le maïs au naturel sans son jus, que vous conserverez à part.
Mélangez à la fourchette une cuillère rase d'huile d'olive, un jus de citron, un peu de moutarde et une pincée de sel.
Le jus de maïs sert à allonger cette sauce dont vous assaisonnerez la salade. Remuez bien avant de servir.

Salade verte mixte

100 g de chou-fleur
50 g de céleri en branche
1 poivron vert
1 oignon frais
1 petite cuillère de mayonnaise
2 cuillères de yaourt maigre
1 cuillère de jus d'orange
1 zeste d'orange râpé
quelques feuilles de cresson

VALEUR DIETETIQUE PAR PERSONNE	
protéines	7 g
lipides	9 g
glucides	18 g
calories	185

Nettoyez les légumes et coupez-les en petits morceaux. Pour la sauce, battez à la fourchette tous les ingrédients qui la composent (mayonnaise, yaourt, jus d'orange et écorce d'orange râpée) jusqu'à l'obtention d'une crème fluide et homogène. Disposez la salade dans un plat creux, et assaisonnez-la avec la sauce.
Décorez avec les feuilles de cresson et conservez la salade au frais jusqu'au moment de servir.

DESSERTS

Ananas aux fraises

1 petit ananas
150 g de fraises des bois
1 jus d'orange
1 comprimé de saccharine (sucrette)

VALEUR DIETETIQUE PAR PERSONNE	
protéines	2 g
lipides	—
glucides	20 g
calories	45

Enlevez l'écorce de l'ananas et coupez-le en tranches en éliminant les filaments les plus coriaces. Nettoyez les fraises des bois. Divisez les tranches d'ananas en petits morceaux que vous déposerez dans une terrine avec les fraises.
Faites fondre la pastille de saccharine dans le jus d'orange et versez ce jus sur les fruits.
Mélangez soigneusement les ingrédients et conservez au frais jusqu'au moment de servir.

Crème au cognac

30 cl de lait
3 jaunes d'œufs + 2 blancs
6 comprimés de saccharine
2 cuillères à café de cognac
vanille
noix de muscade

VALEUR DIETETIQUE PAR PERSONNE	
protéines	12 g
lipides	7 g
glucides	10 g
calories	155

Mettez le lait à bouillir tout en battant trois jaunes d'œufs dans une terrine.
Versez le lait bouillant sur les œufs, remuez et remettez le tout sur le feu, sans arrêter de tourner avec une cuillère en bois pour éviter la formation de grumeaux.
Dès que la crème prend un aspect velouté, ajoutez le cognac, la vanille et la saccharine. Filtrez la crème à travers un linge fin et versez-la dans deux petites coupes. Laissez refroidir pendant un moment et placez les coupes dans le réfrigérateur.
Quelques minutes avant de servir, battez la crème avec une fourchette et saupoudrez de noix de muscade.

Crème renversée

20 cl de lait demi-écrémé
2 œufs
4 comprimés de saccharine
1 zeste de citron

VALEUR DIETETIQUE PAR PERSONNE	
protéines	10 g
lipides	8 g
glucides	5 g
calories	135

Mettez le lait à bouillir avec le zeste de citron.
Pendant ce temps, battez les œufs au fouet dans une casserole. Dès que le lait bout, ajoutez la saccharine, de préférence réduite en poudre. Ajoutez les œufs et mélangez le tout en faisant bien attention à éviter la formation de grumeaux. Tamisez la composition et renversez-la dans un moule humidifié.
Pour faire prendre cette crème au bain-marie, placez la casserole dans un récipient un peu plus grand que vous mettrez au four pendant environ une trentaine de minutes. Lorsque vous l'aurez sortie du four, laissez reposer la crème renversée pendant un quart d'heure avant de l'extraire du moule ou conservez-la au réfrigérateur jusqu'au moment de servir.

Douceurs surprise

2 œufs
6 comprimés de saccharine
1 petite cuillère de vinaigre
15 cl de lait écrémé
8 g de farine
1 zeste de citron
un peu de vanille

VALEUR DIETETIQUE PAR PERSONNE	
protéines	13 g
lipides	6 g
glucides	10 g
calories	150

Pilez la saccharine pour la réduire en poudre, dissolvez-la dans deux cuillerées d'eau et faites caraméliser à feu doux. Incorporez les blancs montés en neige bien ferme. Faites bouillir de l'eau avec le vinaigre et plongez-y les blancs en neige prélevés avec une cuillère. Sortez-les aussitôt de l'eau avec une écumoire.
Mélangez les jaunes d'œufs avec la farine, quelques gouttes de vanille et le zeste de citron. Diluez cette composition dans le lait et faites-la cuire au bain-marie en tournant sans arrêt avec une cuillère en bois.
Servez les « surprises » dans de petites coupes en les recouvrant de la crème bien chaude.

Müesli

2 yaourts
2 petites cuillères de raisins secs
80 g de banane
1 petite cuillère de son

VALEUR DIETETIQUE PAR PERSONNE	
protéines	5 g
lipides	1 g
glucides	15 g
calories	90

Pelez la pomme et râpez-la. Coupez la banane tout d'abord en rondelles puis en petits morceaux. Mélangez au yaourt les raisins secs, la banane, la petite cuillère de son et la pomme râpée.
Répartissez ce mélange dans deux petites coupes que vous conserverez au réfrigérateur jusqu'au moment de servir.

Pain perdu aux cerises

200 g de pain rassis
2 cuillères de confiture de cerises sans sucre
3 comprimés de saccharine
10 cerises fraîches
2 verres de lait écrémé
1 œuf
1 cuillère de farine
1 cuillère d'huile de tournesol

VALEUR DIETETIQUE PAR PERSONNE	
protéines	16 g
lipides	8 g
glucides	72 g
calories	425

Emiettez le pain rassis, mettez-le dans un plat creux et recouvrez-le de lait pour l'attendrir.
Lorsque le pain a absorbé tout le lait, ajoutez la farine, l'œuf battu, la confiture de cerises, la saccharine réduite en poudre, les cerises dénoyautées et coupées en morceaux. Mélangez le tout énergiquement et ajoutez ensuite la cuillère d'huile.
Versez la composition, qui devra rester relativement liquide, dans un moule humide et enfariné. Faites cuire au four pendant une demi-heure. Servez-vous d'un cure-dents en bois pour vérifier le stade de cuisson : lorsque vous le ressortirez sec du gâteau, cela voudra dire que votre délice est prêt.
Servez tiède.

Pamplemousse aux fraises

1 gros pamplemousse
100 g de fraises des bois
1 petite cuillère de marasquin

VALEUR DIETETIQUE PAR PERSONNE	
protéines	2 g
lipides	—
glucides	27 g
calories	120

Coupez le pamplemousse en deux dans le sens horizontal. Avec une petite cuillère aux bords tranchants, récupérez la pulpe du fruit en la débarrassant de la petite peau fine qui recouvre les tranches.

Dans une terrine, mélangez cette pulpe aux fraises des bois bien nettoyées. Mouillez avec une petite cuillère de marasquin et remplissez de ce mélange les pamplemousses, que vous conserverez au réfrigérateur jusqu'au moment de servir.

Pâte d'amandes

120 g d'amandes
2 g de sel
1 œuf
5 g de beurre

VALEUR DIETETIQUE PAR PERSONNE	
protéines	11 g
lipides	37 g
glucides	10 g
calories	420

Ecrasez les amandes dans un mortier et amollissez cette pâte avec le jaune d'œuf et quelques cuillerées d'eau froide, juste assez pour que le mélange soit bien crémeux. Salez et incorporez le blanc monté en neige.
Etendez cette pâte sur une plaque du four que vous aurez légèrement beurrée, en lui donnant diverses formes selon votre fantaisie : petits ronds, bâtonnets, etc.
Faites cuire à feu moyen pendant une dizaine de minutes.

Poires au four

4 grosses poires
1/2 verre de vin blanc
1 petite cuillère d'huile

VALEUR DIETETIQUE PAR PERSONNE	
protéines	2 g
lipides	4 g
glucides	30 g
calories	165

Lavez les poires et enlevez-leur la queue. Pratiquez un peu partout sur le fruit des petites incisions qui l'empêcheront d'éclater pendant la cuisson et qui lui permettront de s'imprégner de vin.
Placez les fruits dans un plat en pyrex légèrement huilé. Mouillez les poires avec le vin et quelques cuillerées d'eau chaude, puis mettez au four pendant une vingtaine de minutes.
De temps à autre, vérifiez l'évolution de la cuisson et mouillez les poires avec leur liquide de cuisson.
Ce dessert peut être tout aussi bien mangé froid.

Salade de fruits

1 tranche de melon
1 tranche de pastèque
1 pomme
1 poire
1/2 banane
jus d'1 orange
2 comprimés de saccharine

VALEUR DIETETIQUE PAR PERSONNE	
protéines	2 g
lipides	—
glucides	20 g
calories	44

Pelez tous les fruits et coupez-les en morceaux et en dés. Déposez-les dans un saladier et ajoutez le jus d'une orange dans laquelle vous aurez fait fondre les deux comprimés de saccharine.
Mélangez le tout et conservez au frais jusqu'au moment de servir.

Yaourt aux fruits

2 yaourts
1/2 pomme
2 pruneaux

VALEUR DIETETIQUE PAR PERSONNE	
protéines	6 g
lipides	1 g
glucides	13 g
calories	85

Pelez la pomme et coupez-la en tout petits morceaux, de même que les pruneaux débarrassés de leurs noyaux.
Mélangez les fruits au yaourt et répartissez le tout dans deux petites coupes.
Conservez au réfrigérateur jusqu'au moment de le déguster.

Table des matières

DEUXIEME PARTIE — RECETTES

Achevé d'imprimer en avril 2001
à Milan, Italie,
sur les presses de Grafiche Milani

Dépôt légal : avril 2001
Numéro d'éditeur : 6951